UN218698

看護記録を整える

業務効率化 にも
看護の質向上 にも
地域との連携 にもつながる

執筆　NTT東日本関東病院看護部記録委員会
監修　相馬泰子　　編集　村岡修子

照林社

監修のことば
看護記録を体系的に理解するために

　当院看護部の記録委員会は、看護記録基準の見直し、標準看護計画の管理、クリティカルパスの作成指導、テンプレートの審査、看護記録の監査と指導、ラダーごとの看護記録教育などの役割を担い、部署の記録リンクナースと連携して記録の質の向上に取り組んでいます。

　記録委員会メンバーが、院外での講演を依頼される機会も少なくありません。しかし、短い時間での講義やワークショップでは伝えきれないことも多く、"もっと聞きたい"というご要望をたくさんいただいておりました。そんななか"私たちができることは何か"考えたとき、積み上げてきた経験や知識・技術を広く共有したいとの思いに至り、本書が生まれました。

　これまで「看護記録の書き方」「標準看護計画」「クリティカルパスの作成」など、それぞれのテーマについて掘り下げた特集や書籍は多く出版されています。私を含め、参考にされた方も少なくないでしょう。しかし、看護記録のすべての過程について体系的に書かれた書籍はありません。そのことも、書籍化をめざした理由の1つに挙げられます。

　2年ごとの診療報酬改定や外部監査の指導に加え、安全な医療の提供、医療の質・看護の質の維持と向上のためには、看護記録に関する基準が定められ、基準に沿った具体的な運用マニュアルが作成され、実際にそのとおりに書かれていなければなりません。さらに電子カルテの導入に伴い、記録媒体が様変わりして、より便利に効率化できる仕組みは整ったものの、その機能を使いこなす能力と指導者の育成が追いついているとはいえません。最終的に基準が順守された記録になっているか、医療DXの推進に伴い導入されたICT・IoTによって正確なデータが記録されているか、看護記録からより安心・安全な看護実践が行われているか、インシデント発生時などに患者さんや家族とのトラブルを生じさせないような記録となっているかなど、定期的に内部監査を行うことも重要です。

　現場の看護師が日々の記録を行うことは、看護実践の記録だけにとどまらず、ビッグデータとして蓄積され、リアルワールドデータ(RWD)の利活用によって、経営戦略を立てることに役立ちます。将来的には看護実践の提案や評価をAIが行う時代になるかもしれません。適切な記録を残すことは、今に限らず、医療の未来を担うための一歩であるといえます。

　本書は、主に記録リンクナース、看護記録委員、看護師長など管理者たちが、看護記録に関する一連の過程を理解し、基準やマニュアルの不足を補い、看護の実践記録を支えるために役立つと思います。

　今後看護職が不足するなか、「看護記録を整える」ことを限られた時間と人数で継続的に行っていくことはますます難しくなっていくでしょう。本書に書かれていることが全てではありませんが、ぜひそれぞれの立場で本書の趣旨をご理解いただき、基準の整備、記録の標準化と効率化、看護の質の向上に活用していただければ幸いです。

2024年11月

NTT東日本関東病院 看護部長
相馬泰子

推薦のことば
看護記録を見なおす絶好のチャンスは“今”

　何で今さら看護記録？　もうやり尽くしたテーマでは？　と思いながら、ページをめくる手が止められなくなりました。知っておきたい情報がごく簡潔に網羅されていたからです。

　本書は、画期的な方法で看護記録が楽になると謳う本ではありません。看護記録の効率化はもちろん大事ですが、それが第一ではなく、患者さんのため、看護部のため、組織全体のため、ベストな看護記録に近づけるために何を整えればいいのか、が具体的にわかる本です。

「整える」視点は４つです。
①基準：看護記録の基準はありますか？
②監査：看護記録基準に沿った記録ができるよう、監査はできていますか？
③教育：看護実践ができ、その実践が看護記録に残るよう教育はできていますか？
④分析と改善：看護記録を分析して看護実践を改善できていますか？

　いかがでしょうか。４つがすべて Yes の状態が「看護記録が整った」状態です。“既に基準はあります”“教育はやっています”という方もいるかもしれませんが、医療・看護をとりまく環境はめまぐるしく変化しています。電子カルテの普及が進み、医療 DX 化が推進されるなかで、実は今、看護記録基準を見なおす絶好のチャンスです。

　しかし、なぜ見なおしをするのか腹落ちしないままでは、記録は面倒で時間がかかるもの、だから改善策は効率化で終わってしまいます。大事なのは「なぜ記録が必要か」「どのような記録が何のために必要であり、重要か」を再考することです。継続的に教育すること、さらに定期的な監査の機会を設け、見なおしをシステム化することが求められます。

　もう１つ、看護記録の見なおしにあたっては、「誰でも迷わず書ける」「誰がみてもわかる」よう、記録の標準化という視点がカギになります。標準化の進め方として、本書では既存の標準看護計画マスターや、全職種が共有できる用語集 HCbooks を用いた、効率的な電子カルテ上の設定・運用方法なども紹介されているので、参考になると思います。

　以上のような視点で看護記録の質の向上を追求した結果が、記録時間の削減やスタッフの負担軽減など、働き方改革につながるのであれば、こんなにうれしいことにありません。本書との出会いを機に、自施設の看護記録を再考し、最高の看護記録を更新していくことを願います。

2024 年 11 月

東京医療保健大学 副学長
坂本すが

目次

プロローグ **看護記録を「整える」前に** 　　村岡修子　1

▶ **なぜ、いま看護記録を「整える」のか** ・・・・・・・・・・・・・・・・・・・・・・・・・・・・・・2
看護記録が「整っている」といえる条件は4つ　2／記録の効率化は「働き方改革」の観点からも重要　3／
電子カルテの導入・改善時は、看護記録を整える大チャンス　4

記録委員・記録担当となったら
▶ **自施設の状況・課題を把握する** ・・・・・・・・・・・・・・・・・・・・・・・・・・・・・6
まずは自施設・自部署の「看護記録の状況」を把握する　6／看護記録に関する「用語」を正しく理解する　7／
看護記録の「形式」を正しく理解する　9

Part 1 **看護記録基準を整える** 　　天野典子、松田充子　11

▶ **看護記録基準とは** ・・・・・・・・・・・・・・・・・・・・・・・・・・・・・・・・・・・12
看護記録基準は「看護記録を意味あるもの」にするための指針　12／看護記録基準は「施設ごと」に定める
必要がある　12／看護記録基準は記録委員会と管理者が中心となって整える　13／看護記録基準で満たすべき
条件は2つ　13

看護記録基準を整える前に
▶ **看護記録の原則を知る** ・・・・・・・・・・・・・・・・・・・・・・・・・・・・・・・14
そもそも「何のために看護記録を書くのか」を把握する　14／看護記録の「3つの原則」を知る　16

看護記録基準を整えるときの注意点
▶ **記載上の注意点を明確にする** ・・・・・・・・・・・・・・・・・・・・・・・・・・・18
記載上の注意点＝迷わずに記載できるルール　18／最も重要なのは「正確性の確保」　18／
責任を明確にする　18／使用する「用語や略語」を統一する　20
▶ **診療報酬の算定条件を満たす** ・・・・・・・・・・・・・・・・・・・・・・・・・・・22
必要な「種類」を満たしつつ効率化を図る　22／システム障害時の対応も決めておく　26

Part 2 **標準看護計画を整える** 　　松田充子、鬼澤　愛　27

▶ **標準看護計画は、なぜ大切か** ・・・・・・・・・・・・・・・・・・・・・・・・・・・28
標準看護計画はケアの質を均一にするためのもの　28／実践に即した標準看護計画の作成が、記録標準化のカギ
28／スタッフが使いやすい「標準看護計画マスター」を導入する　29

標準看護計画を整える前に

▶ **効率よく進める体制をつくる** ‥‥‥‥‥‥‥‥‥‥‥ 30

既存の標準看護計画マスターを使用し、効率よく進める　30／ロードマップを作成し、バラツキが出ないよう調整する　30

▶ **使用可能な「用語集」を整える** ‥‥‥‥‥‥‥‥‥‥ 32

看護にかかわる記録はすべて「同じ用語集」を用いる　32／HCbooksには、全職種が共有できる用語集が用いられている　34

標準看護計画を整えるときの注意点

▶ **標準看護計画の作成手順** ‥‥‥‥‥‥‥‥‥‥‥‥‥ 36

作成手順をしっかり決めてから取りかかる　36／HCbooksを使うならケア基準の分類（疾患別か、共通か）がカギ　36／「フォーマット」を決めてから担当者に依頼する　37

▶ **SOAPテンプレートの作成** ‥‥‥‥‥‥‥‥‥‥‥‥ 40

テンプレートは記入者が「迷いなく書く」ためのツール　40／
事前に「作成基準や作成手順」を決めておく　42／作成したテンプレートを分析につなげる　48

(Part 3) クリティカルパスを整える

村木泰子、松田充子、山田由美　51

▶ **クリティカルパスとは** ‥‥‥‥‥‥‥‥‥‥‥‥‥‥ 52

クリティカルパスはチーム医療の実践に役立つツールである　52

▶ **クリティカルパスを整える前に** ‥‥‥‥‥‥‥‥‥‥ 54

クリティカルパス適用条件に合致する標準看護計画を反映させる　54／クリティカルパスの時間軸に沿った看護計画を整える　54／「アウトカムごとのミニセット」で組み立てる　55／クリティカルパスを「単なる記録ツール」で終わらせない　57

▶ **クリティカルパスの作成手順** ‥‥‥‥‥‥‥‥‥‥‥ 58

作成するクリティカルパスの「条件」を決める　58／クリティカルパスの「適用基準」を設定する　59／クリティカルパスの「終了基準」を設定する　59／かかわる「職種」を洗い出す　59／終了基準達成のための「日々のアウトカム」を設定する　60／アウトカム達成のための「観察・介入」を決定する　60／「判断基準とアウトカム達成の基準値」を設定する　60／完成した医療者用パスに基づいて「患者用パス」を作成する　60

▶ **看護記録としての運用** ‥‥‥‥‥‥‥‥‥‥‥‥‥‥ 66

クリティカルパスは「記録を簡素化するためだけのもの」ではない　66／看護記録の要件を満たすように「バリアンス記録」を書く　66／看護の質改善は「適切な看護記録」があってはじめて可能となる　67

(Part 4) 看護記録の監査を整える　天野典子、村岡修子　69

▶ 看護記録の監査とは・・・・・・・・・・・・・・・・・・・・・・・70

看護記録の監査は、漫然と実施しても意味がない　70／看護記録の監査も、「量（形式）」と「質」の両面を評価する　70／帳票や諸記録の監査は、できるだけ多職種で行う　71

▶ 形式監査のしくみの整え方・・・・・・・・・・・・・・・・・・72

形式監査では「基準に基づいて記載されているか」をみる　72／形式監査表の項目は「課題となっている内容」を意識して選ぶ　73／形式監査表は「みるべきこと」が一目でわかるように構成する　73／形式監査の監査者となることで「適切な記録」の理解が深まる　75／形式監査の集計結果を「看護記録の改善」につなげる　77

▶ 質監査のしくみの整え方・・・・・・・・・・・・・・・・・・・80

質監査では「記録に記載された看護実践の内容」をみる　80／質監査表の項目は「振り返りたい内容」を意識して構成する　80

(Part 5) 看護記録の教育体制を整える

高瀬園子、天野典子、瀧沢美奈、村木泰子　89

▶ 看護記録教育とは・・・・・・・・・・・・・・・・・・・・・・・90

看護記録の「意味」「目的」を意識づけることが大切　90／「考える力」「書く力」は経験の積み重ねによって磨かれる　90／看護記録の継続教育には「ラダー別教育」が有効　90

ラダー別教育の実際

▶ ラダーⅠ：新人看護師への教育・・・・・・・・・・・・・・・92

看護記録とクリティカルパス（電子カルテ）の基本を学ぶ　92／看護記録の「書き方」だけでなく「目的や原則」を伝える　92／クリティカルパスと看護記録の関係性を伝える　92／「一度で全部覚えるのは不可能」という前提のプログラムにする　94

▶ ラダーⅡ：中堅看護師への教育・・・・・・・・・・・・・・・96

記録監査の方法とクリティカルパスの活用法を学ぶ　96／最大の難所「SOAP」の書き方・内容を学びなおす　96／ワークショップではグループ編成がキモとなる　97／記録監査の方法を学び、自分の記録を見なおす　98／パスを作成してみることで、看護記録の位置づけを知る　98

▶ ラダーⅢ：リーダー看護師への教育・・・・・・・・・・・・100

看護記録を「今後の看護に活かす」ため、分析方法を学ぶ　100／看護記録の質にかかわる「アセスメントの視点」を身につける　100／記録監査を適切に行い、指導のコツを身につける　100／パス分析をしてみることで「看護の質」向上のヒントを得る　102／グループ編成はもちろん、課題の内容・周知の方法にも気を配る　103

▶ **ラダーⅣ：ベテラン看護師への教育** ・・・・・・・・・・・・・・ 104

トラブル（訴訟）などを防ぐ記録について学ぶ　104／看護記録・記録監査の理解を深め、指導のコツを学ぶ　104／トラブルを防ぐ記録には法や倫理の視点も重要　104／心理的安全性が保たれた環境で研修を行うのがキモ　105

▶ **ラダーⅤ：看護管理者への教育** ・・・・・・・・・・・・・・・・・ 106

看護管理者に「記録と医療・看護の質向上の関係」を伝える　106／医療・看護の動向に応じた記録について学ぶ　108／看護記録を看護の質向上と経営的視点につなげる　108／管理者だからこそ最新情報を研修で得てもらう　109

看護記録教育の重要ポイント

▶ **ワークショップの活用** ・・・・・・・・・・・・・・・・・・・・・・ 110

実践につながる「体験型」の教育プログラムを組む　110／「書いてみる」「他者の記録をみる」ことで多角的な視点をもつ　110／「伝えるべきポイント」を明確にすることが最も大切　111

▶ **Aから始めるSOAP記録** ・・・・・・・・・・・・・・・・・・・・ 112

アセスメントは「看護専門職としての判断」である　112／ワークショップでは「自分の記載が伝わるか」がリアルにわかる　112

▶ **患者・家族トラブルを予防する** ・・・・・・・・・・・・・・ 116

看護師だからといって医療紛争と無縁ではいられない　116／「インシデント発生後」の記録では、明確さ・透明性が重要　116／トラブルや対立は「不信感・疑念」から生じる　117／カルテ開示を想定した記録には「倫理的な視点」が不可欠　117

（エピローグ）看護記録を「整えた」後に　　村岡修子　125

▶ **変化の時代における看護記録のあり方を考える** ・・・・・・・ 125

看護記録は時代に合わせて変化していくもの　126／地域連携推進のため多施設での看護記録の共有が進む　127／DXが進んでも、看護の本質は変わらない　128

カバー・本文デザイン：糟谷一穂　　イラスト：髙橋マサエ　　本文DTP：明昌堂

本書の特徴

- 本書は、医療DX推進に向けて「看護記録を見なおし、使いやすく改善し、今後の看護実践に活かす」ために、何をどのように整備していけばよいか、その考え方と大事なポイントをまとめています。
- NTT東日本関東病院看護部記録委員会の実践に基づき、全体像が俯瞰できるように、イメージしやすいよう具体的にまとめています。みなさまの施設における看護記録の状況と照らし合わせながら、記録改善に向けたロードマップ作成の一助としてお役立てください。

本書の構造

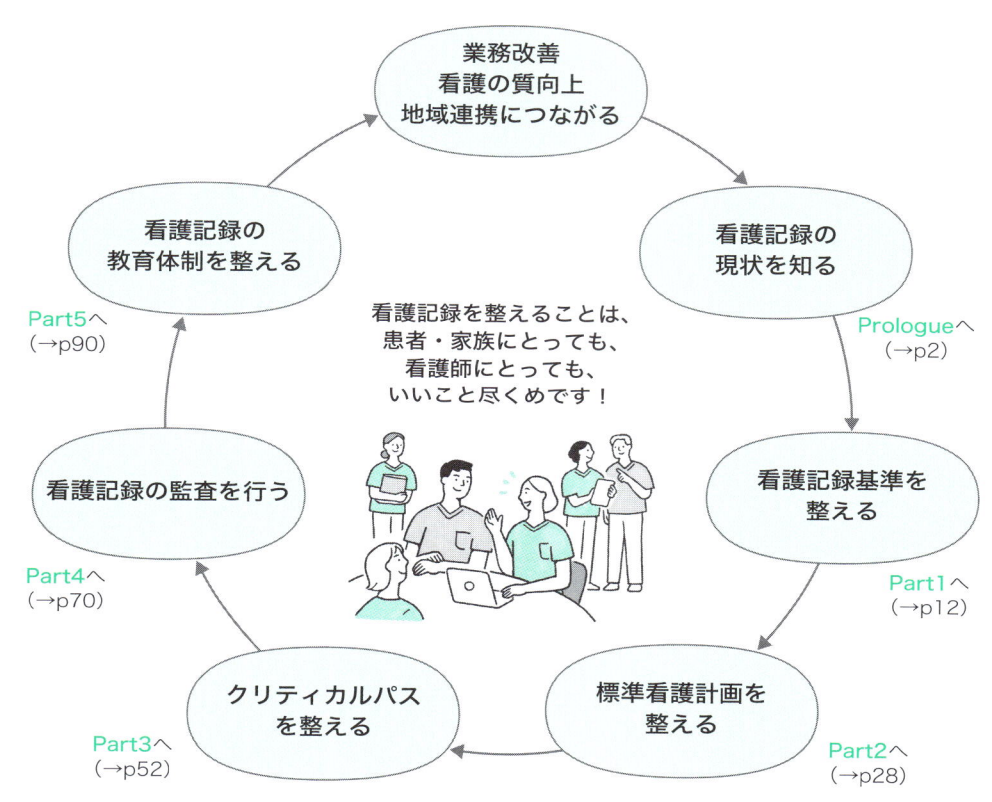

業務改善
看護の質向上
地域連携につながる

看護記録の
教育体制を整える
Part5へ
(→p90)

看護記録の
現状を知る
Prologueへ
(→p2)

看護記録を整えることは、
患者・家族にとっても、
看護師にとっても、
いいこと尽くめです！

看護記録の監査を行う
Part4へ
(→p70)

看護記録基準を
整える
Part1へ
(→p12)

クリティカルパス
を整える
Part3へ
(→p52)

標準看護計画を
整える
Part2へ
(→p28)

- 本書で紹介している内容は、各執筆者がNTT東日本関東病院看護部記録委員会の実践に基づいて展開しています。看護記録の改善に関して普遍的な知見を得られるよう努力しておりますが、すべての内容が、すべての環境に適応できるとは限りません。万一、本書の記載内容によって不測の事故等が起こった場合、監修者、編者、執筆者、出版社はその責を負いかねますことをご了承ください。

- 本書で紹介した電子カルテのテスト画面、記録に関する各種基準、標準看護計画、クリティカルパス等は、すべて、2024年11月現在、NTT東日本関東病院で実際に使用されているものです。内容は一例としてご覧いただき、記録の実施にあたっては、自施設の取り決めをご確認ください。なお、標準看護計画（HCbooksに基づく疾患別ケア基準）の掲載にあたっては、一般社団法人日本看護業務研究会の許諾を得たうえで掲載しています。

- また、看護記録の記載例は、執筆者が実践に基づいて一例として作成しています。

Web資料のご紹介

- 本書には、NTT 東日本関東病院で使用されている各種資料を掲載しています。一部、誌面で紹介しきれなかったものについては、Web 資料でご確認いただけるようにしました。
- 「すぐにプリントアウトして使いたい」「自施設の状況に合わせてデータをカスタマイズして使いたい」場合など、ダウンロードして使える Web 資料をご活用ください。
- Web 資料は、本文中に出てくる「QR コード*」にアクセスいただくか、下記のアドレスから一覧にアクセスいただくことで、ご覧いただけます。

URL https://www.shorinsha.co.jp/news/n106730.html

（第三者への開示、転送は禁じます）

資料1	不適切な看護用語の例
資料2	略記集
資料3	システム障害時の対応判断基準
資料4	標準看護計画の例
資料5	医療者用クリティカルパス（概要がわかる診療用パス）の例
資料6	患者用クリティカルパスの例
資料7	形式監査表
資料8	質監査表
資料9	形式監査ガイド
資料10	質監査ガイド
資料11	記録の全体像（電子カルテ画面の関連性）

＊ QR コードは（株）デンソーウェーブの登録商標です。

執筆

NTT 東日本関東病院看護部記録委員会

〈メンバー（2015 〜 2024 年度委員）〉
　　村岡修子　　NTT 東日本関東病院 副看護部長
　　　　　　　　　（Prologue、Part1 〜 5、Epilogue）
　　天野典子　　NTT 東日本関東病院 主任看護師長
　　　　　　　　　（Part1、4、5）
　　松田充子　　NTT 東日本関東病院 主任看護師長
　　　　　　　　　（Part1、2、3）
　　高瀬園子　　NTT 東日本関東病院 主任看護師長
　　　　　　　　　（Part5）
　　瀧澤美奈　　NTT 東日本関東病院 看護師長
　　　　　　　　　（Part5）
　　山田由美　　NTT 東日本関東病院 看護師長
　　　　　　　　　（Part3）
　　鬼澤　愛　　NTT 東日本関東病院 看護主任
　　　　　　　　　（Part2）
〈オブザーバー〉
　　村木泰子　　NTT 東日本関東病院 医療システム担当 クリティカルパス開発・解析担当
　　　　　　　　　（Part3、5）

監修
　　相馬泰子　　NTT 東日本関東病院 看護部長

編集
　　村岡修子　　NTT 東日本関東病院 副看護部長

看護記録を「整える」前に

　"業務改善の一環として「看護記録の効率化を図る」という方針が出されたものの、何をどうしたらいいかわからない…" そんな悩みを抱える看護管理者、記録委員や記録リンクナースは、少なくないことでしょう。

　看護記録の記載は、スタッフにとって「最も時間がかかる業務」ともいわれます。そのため「時間外労働時間の短縮」といった目に見える指標ばかりに気を取られてしまうと、"もっと機械化できないか" "もっと自動化できないか" といった方向に進んでしまいがちです。

　看護は患者・家族をはじめとする人間に対して提供する技術ですから、効率化できないこともありますし、行きすぎた効率化によって悪影響が生じることもあります。看護記録の効率化を行うときには、そのことを忘れないでほしいと思います。

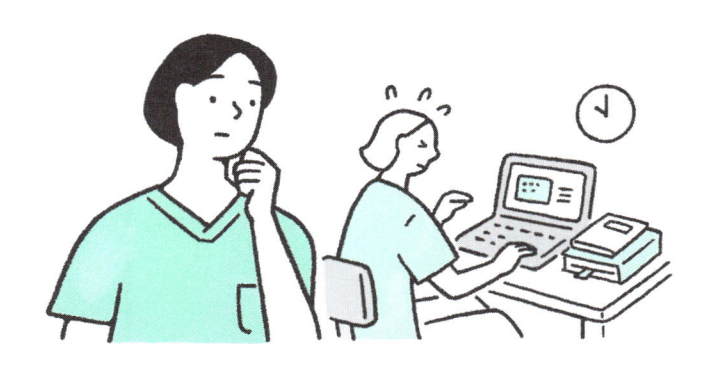

なぜ、いま看護記録を「整える」のか

Point① 看護記録が「整っている」といえる条件は4つ

みなさんの施設では、看護記録は整えられていますか？

❶看護記録の基準はありますか？

❷看護記録基準に沿った記録ができるよう、監査はできていますか？

❸看護実践ができ、その実践が看護記録に残るような教育は、できていますか？

❹看護記録を分析し、看護実践を改善できていますか？

これらの質問すべてに"YES"と回答できれば、それは、看護記録は整えられているといえます。

しかし、現状では「すべて"YES"」と答えるのは難しい施設も少なくないと思います。なかには「❶は"YES"だけれど、❷❸❹は微妙…」という施設もあるでしょう。でも、どうして上記の4つがそろっていないと「看護記録が整えられている」といえないのでしょうか？

「基準がある」「教育している」事実より、内容や方法が大切

どの施設にも「看護記録の基準やマニュアル」は整備されていることでしょう。しかし、その基準が周知され、正しく活用されているかどうかは別問題です。

「入職時に、記録委員会で、しっかり教育を行っているから大丈夫」となってはいませんか？

経験を重ねたからスタッフだからこそ、出てくる悩みもあります。先輩が何となく記載していた記録が、そのまま病棟内で受け継がれてしまう可能性もあります。

だからこそ、継続的な教育や、定期的な監査に基づく見なおしが必要なのです。これらすべてが満たされた状態となって、はじめて「看護記録が整っている」といえるのです（**図1**）。

Check
診療報酬の改定や看護必要度の導入など、時代の変化に伴い、看護記録のあり方も変わっています。昔は適切だったことが、現在では不適切となっていることもあります。

図1 看護記録が「整っている」とは

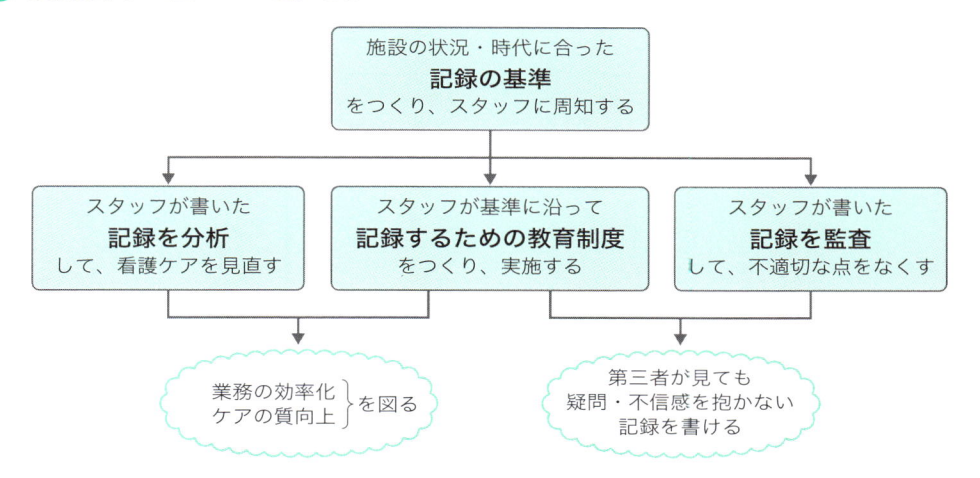

施設の状況・時代に合った
記録の基準
をつくり、スタッフに周知する

スタッフが書いた
記録を分析
して、看護ケアを見直す

スタッフが基準に沿って
記録するための教育制度
をつくり、実施する

スタッフが書いた
記録を監査
して、不適切な点をなくす

業務の効率化
ケアの質向上 を図る

第三者が見ても
疑問・不信感を抱かない
記録を書ける

Point② 記録の効率化は「働き方改革」の観点からも重要

看護記録は、時間外勤務の主な原因になっていることが指摘されています。その原因には、業務量の多さ、優先順位の問題、習慣化、非効率的な記録システムなどが考えられます（**表1**）。

これらの課題を解決するためには、

- 看護記録全体の見なおしや標準化（標準看護計画やクリティカルパスの運用）
- 記録システムの効率化
- 業務プロセスの見なおし

など、「看護記録を整える」ことが必要です。そのためには、組織的な取り組みが重要になります。

Check
働き方改革とは、労働者が個々の事情に応じた多様な働き方を選択できる社会をめざして提言されました。その筆頭が「長時間労働の是正」です。労働時間を短縮しつつ、ケアの質を担保するために、記録の効率化が求められているのです。

表1 看護記録が時間外勤務となる理由

- 日々の患者ケアや処置、ナースコールの対応に追われている
  - →記録は業務が終了したときに行う
  - →記録したいけれども記載したい内容をまとめることが難しい
- スタッフコーナー（ナースステーション）でしか記録ができない
- 電子カルテの運用が非効率的である
- 長年の慣例
  - →時間外に看護記録を記載することが当たり前の職場風土である　など

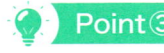 **Point③** 電子カルテの導入・改善時は、看護記録を整える大チャンス

医療 DX 推進に向けて「電子カルテ導入」が進んでいる

　医療 DX（デジタルトランスフォーメーション）とは、保健・医療・介護の各段階において発生するデータを、全体最適された基盤（クラウドなど）をとおして「整える」ことで業務やシステム・データ保存の共通化・標準化を図り、国民がより良質な医療やケアを受けられ、予防を促進していけるように、社会・生活の形を変えることをさします。

　その一環として行われているのが、電子カルテの標準化によって情報共有しやすくする取り組みです。そのために、厚生労働省では「2030 年までに電子カルテ普及率 100％」という目標を掲げています。

　しかし、厚生労働省の医療施設調査によると、2020 年時点での電子カルテの普及率は、一般病院全体で 57.2％です。

　病床規模別の内訳をみると、
- 400 床以上の大規模病院：91.2％
- 200 〜 399 床の中規模病院：74.8％
- 200 床未満の小規模病院：48.8％
- 一般診療所：49.9％

となっています[1]。

　このデータから、大規模病院ではほぼ導入が完了している一方で、中小規模の病院や診療所では普及が遅れていることがわかります。

Check
医療機関同士でスムーズにデータ共有できるようにするため、電子カルテ情報の標準規格化が進められています。その第 1 段階として、電子カルテ普及率 100％という目標が掲げられました。

小規模病院・クリニックでは、まず「電子カルテ導入」を

　電子カルテの普及率は、2017 年の調査結果と比較すると全体的に上昇傾向にあります。しかし「2030 年までの電子カルテ普及率 100％」という目標には、いまだ大きな隔たりがあることがわかります。

　普及が進まない主な理由には、導入・運用コストの高さや紙カルテへの慣れなどが挙げられます。この理由のために、電子カルテが導入できない施設では、まずは、電子カルテをどのように導入していくかを検討しなければいけないかもしれません。その際には、
- 看護業務プロセス全体の見なおし
- 看護記録の効率的な記入方法の見なおし
- 他職種との情報共有方法の見なおし

といった点も含めて、全体像を検討するとよいでしょう。

電子カルテ導入済みの施設では、自施設の状況に合わせた改善を

すでに電子カルテの導入が進んでいる大規模病院では、

- ●**標準化されたテンプレートの導入**
- ●**クリティカルパスの活用**

により、ムダな記録を削除し、効率よく記録する方法を検討しましょう。この際に、記録を分析できる形に整えることも念頭に置くことが重要です。

同時に、音声認識による看護記録の作成や、通信機能つきバイタルサイン測定器の活用など、業務の効率化を図る必要があるでしょう。

また、分析可能な記録を整えた後には、実際に分析を行い、看護ケアの改善を持続的に行うことも必要となります。

Check
電子カルテ情報の標準規格化が進められていることに伴い、自施設の電子カルテシステムを見なおし、大幅に調整する必要が生じることもあります。特に、自施設オリジナルの用語やマスターを運用している施設では、これらの作業が必須です。

ちょっと詳しく

IT技術を最大限に活用するヒント

音声認識による看護記録の作成は、多くの施設で導入されはじめています。スマートフォンやタブレットなど、日ごろ使い慣れたデバイスを使用するため導入しやすいですが、「声に出す」ことへの抵抗感や、患者のプライバシー保護といった点への配慮が求められます。教育やマニュアルの整備が必要になるかもしれません。

また、近年、通信機能つきバイタルサイン測定器を看護記録に活用する施設も増えてきました。

この測定器には、スマートフォンのおサイフケータイ機能や、交通系IC（Suica、PASMOなど）と同じ近距離無線通信（near field communication：NFC）と呼ばれる技術が用いられており、「体温・血圧・脈拍・SpO_2を機器で測定し、所定の端末にかざすだけ」で電子カルテに測定結果が記録されるしくみとなっています（図2）。

これらの技術は、タイムリーな看護記録を可能とするだけではなく、転記による記録間違いの予防に貢献することがわかっています。

図2 当院で使用している通信機能つきバイタルサイン測定器の例

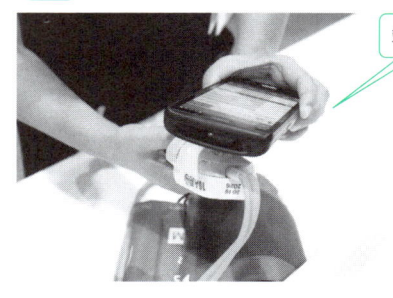

端末にかざすと測定値が自動で電子カルテに記録される

- ●業務時間調査から「観察と記録は、看護業務にかかる時間の33%を占めている」ことがわかった
- ●1回の測定・記録にかかる時間は、従来の方法（測定して手入力）では2分、通信機能つきバイタルサイン測定器では1分である
- ●看護記録をもとに分析したバイタルサインの測定回数は43,533回（月平均）である
- ●つまり、通信機能つきバイタルサイン測定器を導入すると43,533分（726時間）の短縮につながる

記録委員・記録担当になったら
自施設の状況・課題を把握する

 Point①　まずは自施設・自部署の「看護記録の状況」を把握する

　看護記録を整えるために、まず実施したいことは「自施設の看護記録の現状を確認し、見なおす」ことです。看護記録の見なおしは、看護管理者、看護記録委員や部署の記録担当（リンクナース）が担うことになるでしょう。確認するポイントを以下にまとめます。

❶**看護記録基準はあるのか、ある場合は見なおしが必要か**

❷**看護記録基準に沿った記録ができる教育体制は整えられているか**

❸**看護記録基準に沿った記録ができているか、監査する体制はあるか**

❹**看護記録が分析できる形となっているか、分析しているか**

❺**看護記録は効率的に記載できているか**

　現在、ほとんどの病院では看護記録基準があると思います。しかし、もし自施設に看護記録基準がないのであれば、日本看護協会の『看護記録に関する指針』に沿って、自施設の記録の状況を確認するとよいでしょう。そこから、自施設・自部署の課題がみえてきます。

　看護記録に関する課題を**図1**にまとめます。

図1 看護記録の課題（例）

●何を記録しなければいけないの？
●私の記録は合っているの？
●看護記録は多職種に理解してもらえるかな？
●私の看護実践は正しいのかな？

個人の問題
（スタッフナース）

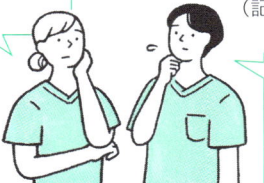

施設の問題
（記録委員やリンクナース）

●もっと効率よく短時間で記録を終えられるようにしたいけれど…
●記録を標準化して、多職種間での共有や他施設との連携を図りたいけれど…
●記録をケア向上のための分析に使いたいけれど…

▌課題は「個人の問題」「施設の問題」に分けて考える

　個人の問題に関しては、継続的に教育を行うこと、形だけではなく適切な監査を行って、フィードバックを重ねていくことが重要です。

　施設の問題に関しては、看護記録の構造や、カルテとの関連性を理解し、1つずつ着実に改善を重ねていくしかありません（**図2**）。すべてを一気に解決する魔法のようなシステムやツールは、残念ながら存在しないためです。

図2 記録の流れ（当院の例）

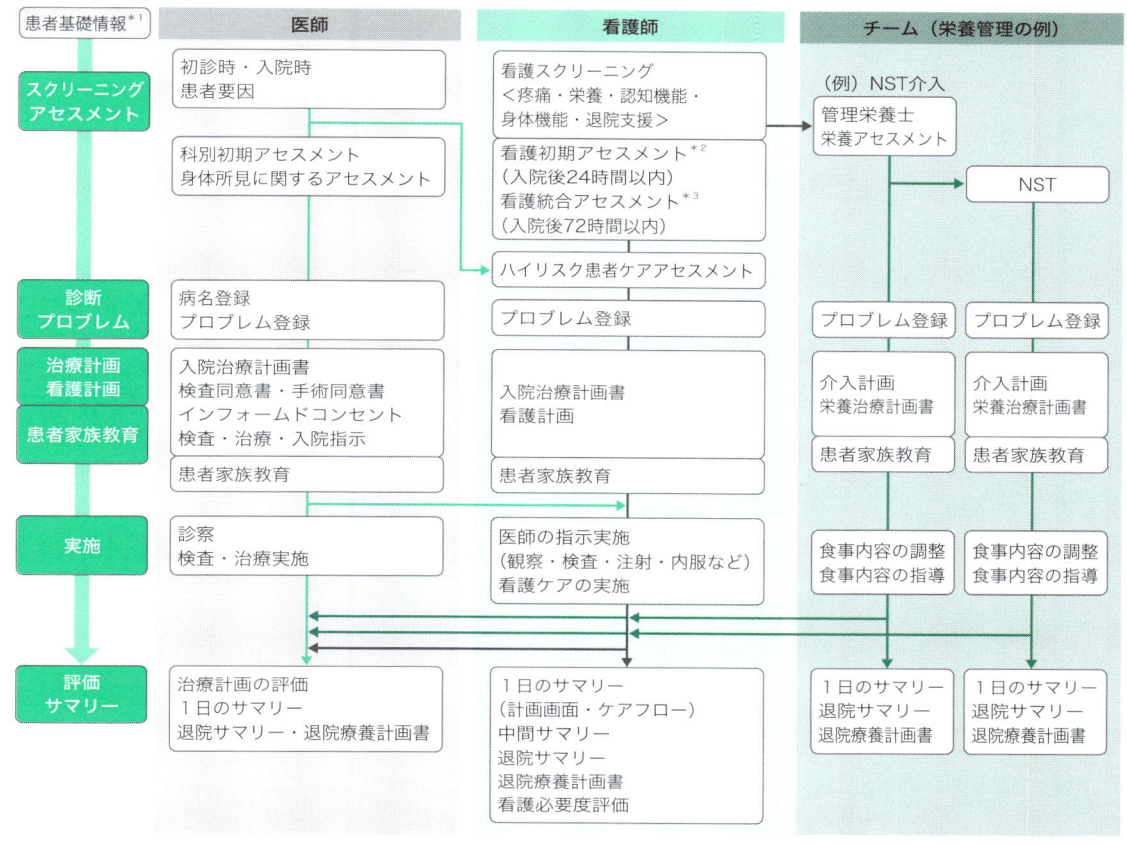

患者基礎情報*¹	医師	看護師	チーム（栄養管理の例）
スクリーニング アセスメント	初診時・入院時 患者要因 科別初期アセスメント 身体所見に関するアセスメント	看護スクリーニング <疼痛・栄養・認知機能・ 身体機能・退院支援> 看護初期アセスメント*² （入院後24時間以内） 看護統合アセスメント*³ （入院後72時間以内） ハイリスク患者ケアアセスメント	（例）NST介入 管理栄養士 栄養アセスメント 　　　　　　NST
診断 プロブレム	病名登録 プロブレム登録	プロブレム登録	プロブレム登録　プロブレム登録
治療計画 看護計画 **患者家族教育**	入院治療計画書 検査同意書・手術同意書 インフォームドコンセント 検査・治療・入院指示 患者家族教育	入院治療計画書 看護計画 患者家族教育	介入計画　介入計画 栄養治療計画書　栄養治療計画書 患者家族教育　患者家族教育
実施	診察 検査・治療実施	医師の指示実施 （観察・検査・注射・内服など） 看護ケアの実施	食事内容の調整　食事内容の調整 食事内容の指導　食事内容の指導
評価 サマリー	治療計画の評価 1日のサマリー 退院サマリー・退院療養計画書	1日のサマリー （計画画面・ケアフロー） 中間サマリー 退院サマリー 退院療養計画書 看護必要度評価	1日のサマリー　1日のサマリー 退院サマリー　退院サマリー 退院療養計画書　退院療養計画書

*1 **患者基礎情報**：多職種で共有する患者基本情報。このうち、栄養・認知機能・身体機能については、看護師が初期スクリーニングを行い、その内容をもとに専門職やチームによる専門的な視点でのアセスメントが行われたうえで必要なケアが介入されるしくみとなっている
*2 **看護初期アセスメント**：24時間以内に看護師によるアセスメントが必要な項目。当院の記録基準に準じて項目が設定されている
*3 **看護統合アセスメント**：72時間以内に看護師が収集すべき患者情報のなかで、患者を全人的にとらえ、統合するために必要なアセスメントのこと

🔆 Point② 看護記録に関する「用語」を正しく理解する

アセスメント：収集した情報から看護上の問題点を分析すること

　アセスメントとは、対象（患者・家族）の状態・状況を明らかにするうえで必要となる主観的データと客観的データを収集し、それらを統合・分析することで、対象を取り巻く看護上の問題点を理論的に評価する一連のプロセスです。

　当院では、地域連携・多職種連携の視点を重視したPILE MAP（ペイル マップ）（**図3**[→ p.8]）という概念図をもとにアセスメントの視点をまとめ、看護師が行うスクリーニング・アセスメントと、チームや多職種が行うアセスメントの関係性を整理し、その項目を「患者プロフィール（プロファイル）」画面に設定

Check

PILE MAP (patient information link elements)には「重なり合う地図」という意味があります。すべての情報は地域につながっていることと、患者情報の連携する要素が重なり合う視点を示す図です。

しています。そして、看護師のみが使用していた看護データベースを廃止し、患者プロフィール画面に「患者のアセスメントに使用する基礎情報」を多職種が記載しています。

図3 PILE MAP（看護アセスメントと多職種によるアセスメントの関係性）

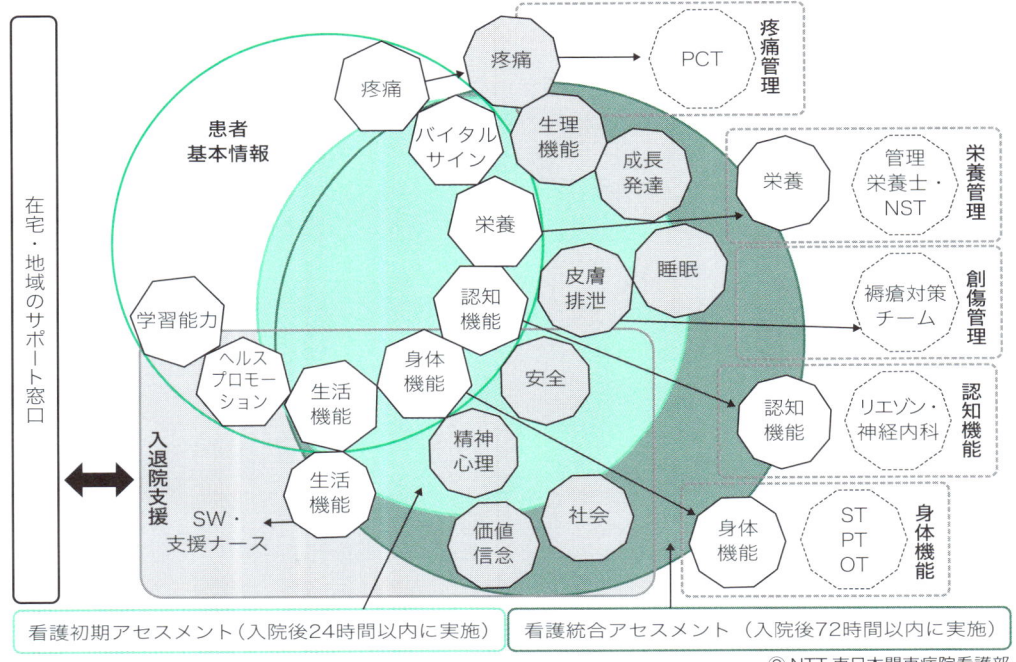

© NTT東日本関東病院看護部

看護師のアセスメントをチームへつなげるために（栄養の例）

- 看護初期アセスメント（■）もしくは看護統合アセスメント（□）に基づいて、チームでの介入（□）が開始される

- 介入にあたって何をアセスメントするのか、誰がかかわるのか、視覚的にわかるようにしたのがPILE MAP

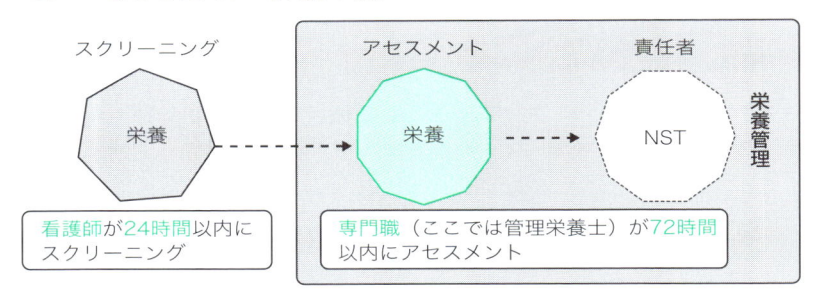

プロブレム：アセスメントで分析した「看護上の問題点」

プロブレムとは、アセスメントの結果、対象の疾患や状態の変化によって生じている（または生じる可能性のある）健康上の問題を、看護の視点で明らかにしたものです。

Check
NANDA を用いた看護記録の場合「プロブレム＝看護診断ラベル」です。

看護計画：アセスメントに基づいて立案する「看護活動の計画」

看護計画とは、看護の**対象者の特性に応じた看護**を行うために、看護上の

問題を解決する目的で行う看護活動の計画を記述したものです。

当院の看護計画には、以下の２種類があります。

❶**標準看護計画**：疾患別看護ケア基準（HCbooks［→ p.34］）やクリティカルパスなど、あらかじめ患者目標と目標に対する看護介入がセット化されたものから選択し、立案するもの

❷**標準看護計画には該当せず、患者の症状や特性別に患者目標と看護介入を立案する方法**

看護計画に使用する患者目標や看護介入項目は具体的かつ評価可能な表現で定め、患者・看護師の間で共有します。また、多職種と協働し、共通の目標を達成するために、各職種が果たすべき役割行動と責任の所在を明確にすることも必要です。

Check
クリティカルパスは「患者状態と診療行為の目標、および評価・記録を含む標準診療計画書であり、標準看護計画の一部が反映されています。クリティカルパスと標準看護計画があるならば、これらに用いる用語は同じ用語になるように整える必要があります。

 Point③　看護記録の「形式」を正しく理解する

経過記録：場面によって適切に使い分けるのがコツ

経過記録とは、対象の意向や訴え、健康問題、治療・処置、看護実践などの経過を記載したものです。

経過記録は、叙述型記録とフロー型記録の２つに大きく分けられます。多くの医療機関では、これら２つの記録方式を組み合わせて使用しています。

Check
叙述型記録は「効率化の障害」とみなされて敬遠されがちです。しかし「イレギュラーな事象」をゼロにするのは不可能なので、書かねばならない場面は必ず出てきます。

▶ 叙述型記録は、定められたフォーマット（形式）で記載する

叙述型記録は、急変時や心理的・行動的問題など、データベースやオーバービューなどへの標準的な記載が困難な場合に使用されます（**表１**）。患者の状態や看護ケアの内容を文章形式で時系列に沿って記述する方法です（**図４**［→ p.10］）。患者の状態や看護師の観察、実施したケアなどを詳細に記述できること、**SOAP 形式**やフォーカスチャーティングなどの手法が用いられることが特徴です。

表１　叙述型記録が使用される場面（例）

①初期計画とクリティカルパスの目標や内容についての説明と同意の記録
②重症者や侵襲的な処置などで状態の変化が激しい場合の経過記録（経時記録）
③心理的・行動的問題など、表現上標準的な記載が困難な記録
④頻度や度合いで予測を超える対症指示に対する記録
　（判断根拠となった患者の状況 S/O　実施内容 P　結果記録 S/O）
⑤新たな問題発生や計画（指示）変更に対する記録
⑥特定の問題に対する生活指導、患者・家族教育
⑦リスク回避（合併症、褥瘡、転倒・転落、自殺のリスク、身体拘束など）
⑧カンファレンスの内容および参加者名
⑨口頭指示を受けた場合、その指示の理由と指示内容

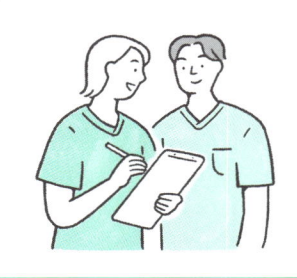

▶ フロー型記録はオーバービューとも呼ばれる

フロー型記録は、あらかじめ決められた項目について、一定期間の経過を一覧表形式で記録する方法です（図5）。バイタルサインや処置・投薬などの定型的な情報を簡潔に記録できること、患者の状態の変化を視覚的に把握しやすいこと、選択リストなどを用いることで記録の効率化を図ることができること、患者の経過を一覧で確認できることが特徴です。

Web 資料
▼記録の全体像

下記図4をはじめ、画面例は
Web 資料で拡大してご覧い
ただけます

図4 叙述型記録（SOAP記録）の画面例

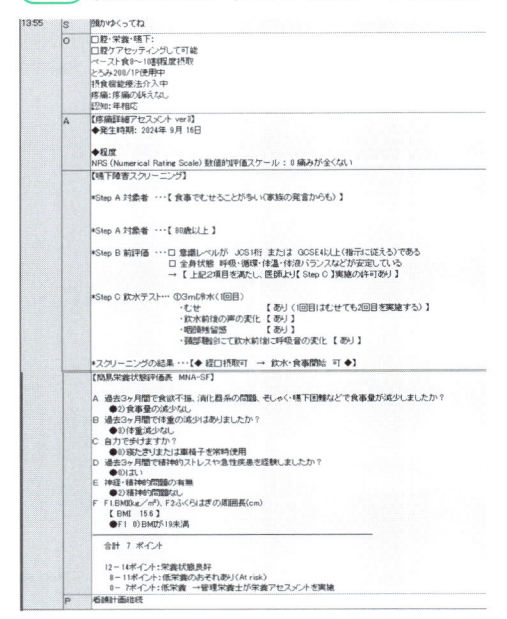

図5 フロー型記録の画面例

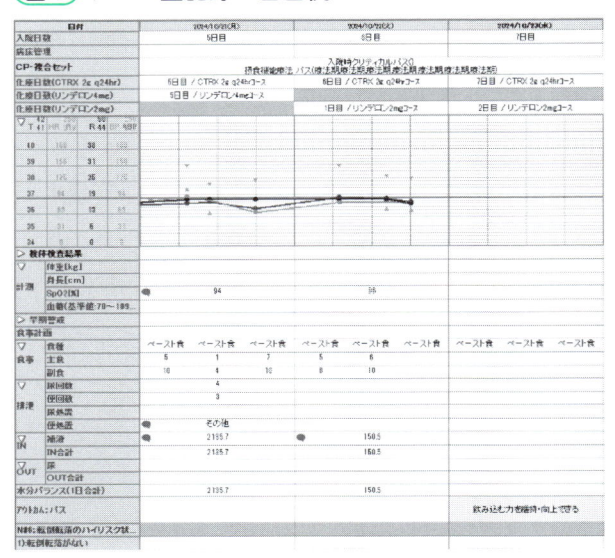

© NTT 東日本関東病院看護部

┃ 要約（サマリー）:「誰が読んでも理解できる」ように記載する

要約は一般的にサマリーと呼ばれます。サマリーには2種類あります。
❶ 入院中に実施した医療行為や看護ケアの計画や評価をまとめたもの
❷ 次のケアの担い手に引き継ぐべき医療行為や看護ケアをまとめたもの（急性期の病院から回復期の病院や訪問看護ステーションなどへ提供される情報をイメージするとわかりやすい）

サマリーを記載する場合は、略語の使用を控え、次のケアの担い手に医療行為や看護ケアを確実に引き継ぐことが重要です。

Check
当院ではクリティカルパス適用で、パス通りに経過した患者は、サマリーの記載は不要としています。

Check
次のケアの担い手：他の医療機関・訪問看護ステーションなど

（村岡修子）

▼文献
1）厚生労働省：電子カルテシステム等の普及状況の推移．https://www.mhlw.go.jp/content/10800000/000938782.pdf（2024.11.7アクセス）．
2）厚生労働省：医療DXについて．https://www.mhlw.go.jp/stf/iryoudx.html（2024.11.7アクセス）．

Part 1

看護記録基準を整える

　1人の看護師がずっと同じ患者を切れ目なく看護することができるなら、それぞれの看護師が記録をバラバラに書いていてもよいかもしれません。しかし、勤務帯ごとに担当看護師が変わる臨床現場では、バラバラの記録をもとに適切な看護を実践することは不可能です。看護実践の継続性や一貫性が保てなくなってしまうだけでなく「その実践が適切であったか評価すること」も困難になってしまいます。だからこそ、看護記録基準が大切なのです。

　看護記録基準は、各施設における「記録の様式や署名方法、訂正方法、記録方法、用語・略語一覧」を定めるものです。これがしっかり定まっていると、看護記録の内容の信用性はぐんと高まります。

　電子カルテを使用している施設の場合、システムダウン時の代替記録方法と手順、システムが復旧したときに記載する範囲や方法なども明文化し、看護記録基準に織り込んでおくことが求められます。

帳票・諸記録

診療録（カルテ）　　看護記録　　　　患者の基礎情報
入院診療計画書　　　処方箋　　　　　看護問題リスト
助産録　　　　　　　検査所見記録　　看護計画
病院日誌　　　　　　X線など　　　　看護記録
手術記録　　　　　　　　　　　　　　看護サマリー

 これらの「書き方」を定めたものが「看護記録基準」

看護記録基準とは

 Point① 看護記録基準は「看護記録を意味あるもの」にするための指針

　看護記録基準は、看護師が実施したケアに関する情報を正確かつ効果的に記録するための指針です。看護記録基準を定めることは、看護実践の質の向上や患者の安全を確保することにつながります。

　看護記録基準を作成する目的は、情報の標準化、法的保護、ケアの質向上、継続性の確保などです（**表1**）。

表1 看護記録基準を作成する目的

情報の標準化	●患者の状態や提供されたケアを一貫した方法で記録することは、医療チーム内でのコミュニケーションを円滑にする
法的保護	●情報を適切に記録することは、医療訴訟の際に、看護師や医療機関を守る証拠となる
ケアの質向上	●記録を通じて看護ケアの評価や改善点の特定が可能になり、ケアの質向上につながる
継続性の確保	●シフト交代や部門間の引き継ぎにおいて、ケアの継続性を保証する

 Point② 看護記録基準は「施設ごと」に定める必要がある

　看護記録のあり方（様式や用語）について、全国で統一化された基準はありません。そのため、日本看護協会の『看護記録に関する指針』に沿って、施設ごとに看護記録基準（記録指針）を作成する必要があります。

　病院と違って、クリニックや訪問看護ステーションなどでは、看護記録基準を明確に定めていないかもしれません。その場合には、自施設の状況に合った基準を作成する必要があります。

Check
看護記録基準は「様式や用語」だけでなく、保存期間なども定めます。

看護記録基準は、定期的に見なおすことが大切

　看護記録基準を定めたら、定期的な見なおしを行いましょう。できれば、1年に1回程度、監査の結果から抽出した施設の課題点をもとに、見なおしするのが理想です。

　また、日本看護協会の『看護記録に関する指針』の変更や、診療報酬改定があったときなどには、これまで使っていた基準と整合性をとるとよいでしょう。看護記録基準を変更した際には、監査の項目なども見なおすことをお勧めします（→ p.70）。

Check
院内ルールの変更例：転倒転落の記録は今まで「1週間に1回」だったが、「術後も記録する」ことになった、など。

Point③ 看護記録基準は記録委員会と管理者が中心となって整える

看護記録基準を整える際は、看護管理者もしくは看護部記録委員会が診療情報管理士とともに行うとよいでしょう。

診療情報管理士は、多職種の記録を管理し、看護記録との整合性を図るなど、医療機関において診療情報を適切に管理し、活用する役割を担っています。

もし、自施設に診療情報管理士がいない場合や、情報管理室のような専門部署がない場合には、診療録に関することを担っている部門と協働して整えていくとよいでしょう。

 Check
電子カルテの普及とともに、診療情報管理者には医療に関する専門的知識とIT対応力が求められるようになりました。それらを併せもつ人材が診療情報管理士です。国家資格ではないものの、診療録管理体制加算を算定している施設には、配置されていることが多いです。

 Point④ 看護記録基準で満たすべき条件は2つ

看護記録基準は、各施設の状況に沿って整備します。ただし、以下の2つを満たさなければなりません。
❶「記載上の注意点」を明確にすること：スタッフが記載時に守るべきことがまとめられていること（→ p.18）
❷「診療報酬の算定条件に合致する記録」の基準を定めること：スタッフが最小限の労力で適切な看護記録を書けるよう、具体的に注意点がまとめられていること

🔍 ちょっと詳しく：Extra

「看護記録基準はあるけれど、活用されていない」とき、どうしたらいい？

スタッフに看護記録基準を活用してもらうためには、看護記録研修などを利用し、自施設の記録について理解を深めていく必要があります。

そうはいっても、看護記録研修を行うのが難しい場合があるかもしれません。その場合には、まず、記録リンクナース会議や主任会議などの場で、記録委員が看護記録基準について説明することから始めてみるとよいでしょう。

看護記録研修は"看護記録基準より、病棟でのローカルルールが優先されている…"といった悩みを解決するためにも有効です。看護記録の目的を理解し、書かねばならないことがわかれば、おのずと看護記録基準に沿う必要があることがわかり、ローカルルールを優先してはいけない理由がわかるでしょう。

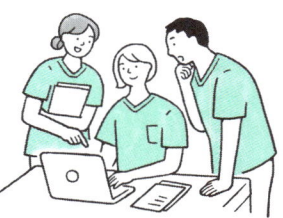

看護記録基準を整える前に
看護記録の原則を知る

 Point① そもそも「何のために看護記録を書くのか」を把握する

看護師は、病院や診療所のみならず、施設や訪問看護ステーションなどさまざまな場で看護実践を行います。それらすべての看護職による看護実践の一連の過程を記録したものが看護記録です（**表1**）。

つまり、看護記録は「専門的な判断をもとに行われた看護実践」であることが明示されており、「看護職間で看護実践の共有ができる」ように整っていなければなりません。

加えて、看護実践を振り返り、評価・分析・活用できることも、看護記録の重要な役割の1つです。

表1 看護記録の目的

看護実践を証明する	● 看護実践の一連の過程を記録する →専門的な判断をもとに行われた看護実践を明示する
看護実践の継続性と一貫性を担保する	● 看護職の間で、看護記録を通じて看護実践の内容を共有する →継続性と一貫性のある看護実践を提供する
看護実践の評価および質の向上を図る	● 看護記録に書かれた看護実践を振り返り、評価する →次に、より質の高い看護実践を提供することにつながる ● 看護研究などで看護記録に書かれた看護実践の内容を蓄積・分析し、新しい知見を得る →より質の高い看護実践の提供につながる

看護記録は「診療に関する諸記録」の1つとして位置づけられている

看護記録は、基本診療料の施設基準において必要です（**表2**）。具体的には、患者の個人の記録と看護業務の計画に関する記録の2つに分けられます。

▶患者の個人の記録

経過記録と看護計画に関する記録の2つが含まれます。

経過記録は、看護師による観察・介入（実施した看護の内容など）の記録です。病状安定期には、温度表などに設けた記載欄に要点を記録する程度でもよいとされています。

看護計画に関する記録は、計画的に適切な看護を提供するため、看護の目標、具体的な看護の方法・評価などを記録するものをさします。

Check
施設基準とは医療機関の設備や人員配置、診療体制などに関して厚生労働大臣が定めた基準です。特定の診療報酬を算定するために必要な要件で、基準を満たし、届け出ることで加算等が認められます。

▶看護業務の計画に関する記録

看護業務の管理に関する記録と看護業務の計画に関する記録の2つが含まれます。

看護業務の管理に関する記録は、患者の移動状況、特別な問題を持つ患者の状態、特に行われた診療などに関する概要、スタッフの勤務状況、勤務交代に際して申し送る必要のある事項などを勤務帯ごとに記録するものです。

看護業務の計画に関する記録は、看護職員を適正に配置するための患者の状態に関する評価の記録です。スタッフの勤務計画や業務分担、看護師・准看護師の受け持ち患者割当などについて、看護チームごとに掲げておくものが該当します。

表2 看護にかかわる記録と法令による位置づけ

医療法	昭和23年法律第205号	「看護記録は病院の施設基準等の1つである診療に関する諸記録」と規定
医療法施行規則	昭和23年厚生省令第50号	
保健師助産師看護師法	昭和23年法律第203号	第42条で、助産師に助産録の記載を義務化
基本診療料の施設基準等及びその届出に関する手続きの取扱いについて	令和6年3月5日保医発0305第5号	「病院・診療所の基本料に関する施設基準」として、看護に関する記録を規定
指定居宅サービス等の事業の人員、設備及び運営に関する基準	平成11年厚生省令第37号	訪問看護計画書、訪問看護報告書の作成について規定
指定訪問看護の事業の人員及び運営に関する基準	平成12年厚生省令第80号	
診療情報の提供等に関する指針	平成15年9月12日医政発第0912001号／別添 平成22年9月17日医政発0917第15号	看護記録は診療記録の1つとして位置づけ

🔍 ちょっと詳しく

記録の「保存期間」も意識する

看護記録基準を整える際には、看護記録の保管に関する視点も意識しましょう。

看護記録の法的側面を理解するためには重要な視点です。

記録名		保存期間と法的根拠
看護記録	保険医療機関及び保険医療養担当規則第9条	保険医療機関は、療養の給付の担当に関する帳簿及び書類その他の記録をその完結の日[*1]から3年間保存しなければならない
	医療法施行規則第20条など	診療に関する諸記録は、過去2年間の病院日誌、各科診療日誌、処方せん、手術記録、看護記録、検査所見記録、X線写真、入院患者及び外来患者の数を明らかにする帳簿並びに入院診療計画書とする
訪問看護等の提供に関する諸記録	指定訪問看護及び指定老人訪問看護の事業の人員及び運営に関する基準第30条	指定訪問看護事業者は、利用者に対する指定訪問看護等の提供に関する諸記録を整備し、その完結の日から2年間保存しなければならない
助産録	保健師助産師看護師法第42条第2項	病院、診療所又は助産所に勤務する助産師が行った助産に関するものは、その病院、診療所又は助産所の管理者において、その他の助産に関するものは、その助産師において、5年間これを保存しなければならない

*1 その完結の日：外来を最後に受診した日、もしくは死亡日

Point② 看護記録の「3つの原則」を知る

では、看護記録の3つの原則を解説します。ポイントとなるのは、「書きたいこと」を書くのではなく、**「書かねばならないこと」を書く**ことが重要です（表3）。

表3 看護記録に「書かねばならないこと」

- 患者がその人らしい生活を送れるように、身体的、精神的・社会的側面から行った支援
- 患者が変化によりよく対応できるように行った支援
- 患者を継続的に観察し、問題を把握し、解決に向けた支援
- 医師の指示に基づいて行った医療行為
  →その行為に対する患者の反応や、看護師が観察したこと
- 緊急事態に対応したこと

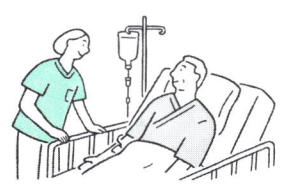

原則①：看護実践の一連の過程を記録する

看護実践の一連の過程は、以下の5つのステップからなります。

❶ **スクリーニング・アセスメント**
❷ **診断・プロブレム立案**
❸ **計画立案**
❹ **実施**
❺ **評価・サマリー**

（詳細は p.7 図2を参照）

看護実践の一連の過程においては、**計画立案は看護師が責任をもって行う**とともに、看護職は各自の免許に応じて**要求水準に沿った看護実践の記録**をすることが求められます。

Check
『看護業務基準2021年改訂版』では、准看護師は、看護師の立案した計画に基づき、看護師の指示のもと、看護を必要とする人に対する支援を行うとしています。これは、看護師と准看護師の法的規定や教育時間・内容、教育の基本的考え方、要求水準が異なるためです。

原則②：適時に記録する

看護実践の**一連の過程を時間の経過とともに記載**します。遅滞なくすみやかに記載すること、時間を正確に記載することが重要です。

予期せぬ事態や医療事故と思われる事態が発生した場合には、記録が特に重要になります。この場合には**経時的な記録**を記載しますが、行われた処置と時間だけでなく、発見・発生の状況、観察したこと、対処後の結果・反応なども正確な時間とともに記載します。

Check
どうやっても、後から記録を記載せざるを得ない状況は発生します。他の業務との兼ね合いで後から記載せざるを得ない場合でも、できるだけすみやかに記載します。

原則③：非専門職や「患者や家族」と内容を共有できるように記録する

　看護記録は、実践の場や職種が異なる者でも理解できるような用語・表現で記載することが必要です。病院で働く看護師だけでなく、在宅や地域で活動する看護師、多職種が読んでも理解できる看護記録となるように、基準を整えていく必要があります。

　また、内容は具体的に、かつ、その場の状況が保健医療福祉サービス提供にかかわる専門職・非専門職や、看護を必要とする人が理解できるように記載します。

　療養の場が変わることに伴い、他の看護職に情報提供する必要がある場合には、情報を精選して提供します。その際には、受け手が「今後どのような看護実践をすべきか」を考える材料となる内容を提供するようにします。

Check
看護師は、専門用語やローカルな略語を使用しがちです。看護師にとってはあたりまえの用語でも、多職種にはわからないこともあるため、使用しないように基準で定めておきましょう。当院では、禁止略記と許可略記を定めています（→p.21）。

➕ ちょっと詳しく

複数の意味をもつ略語もある

　"ふだん自分が使っている略語が、すべての医療者に通じるものだ"と考えるのは危険です。なぜなら、まったく別の意味をもつ略語も少なくないからです。

　例えば「PS」という略語をみたとき、みなさんは、何の用語を思い浮かべますか？

- パフォーマンスステータス（performance status：PS）でしょうか？　それとも、
- 肺動脈弁狭窄（pulmonary stenosis：PS）でしょうか？　もしかすると
- 幽門狭窄症（pyloric stenosis：PS）や、
- 光感受性を調べる脳波検査（photic stimulation：PS）を思い浮かべた方もいるかもしれません。

　だからこそ、看護記録基準で「使ってよい略語／使ってはいけない略語」を定めておくことが大切なのです。

記載上の注意点を明確にする

 Point①　記載上の注意点＝迷わずに記載できるルール

　看護記録を記載するときにスタッフが守るべきルールを明確に定めておくことが大切です。スタッフは「どのように書いたらよいのか」「どこに記載したらいいのか」など、意外と基本的なことで困ったり、迷ったりしています。だからこそ、看護記録基準を明確に定め、わかりにくくないか定期的に見なおし、整えていくことが大切なのです。

　細部は施設ごとに話し合って決定すればよいですが、大前提となる「記載上の注意点」はおさえる必要があります。

　以下に、おさえるべきポイントをまとめます。

 Point②　最も重要なのは「正確性の確保」

事実を正確に記載する

　事実だけを正確に記載するのは、意外と難しいものです。記載者の力量が大きくかかわるため、継続的な教育・指導が欠かせません。だからこそ「看護記録の教育体制を整える」ことが重要なのです（→ p.90）。

　特に注意が必要なのは、以下の2点です。

❶伝聞（他の人から聞いたこと）によって得た情報を「事実」として書かないこと
❷自分の判断（考えたこと）を「事実」に混ぜて書かないこと

 Point③　責任を明確にする

「日時・記載者名」を残す

　看護職は自身の記載についての責任を負いますから、看護記録には自身の看護実践を記載することが基本です。

　施設によっては、看護補助者や事務職員が記載の一部を代行することもあるでしょう。その場合も、記録の主体は看護職にあります。事前に看護補助者や事務職員に対する教育を行い、看護職が代行記載された内容を確認・承認（署名）することが求められます。

 Check
看護記録には看護を実践した個人の名前を残す必要があるため、2名でケアを提供した場合には、実施した2名の名前を記載します。

ちょっと詳しく

「事実と伝聞」「事実と判断」は別物である

事実はあくまで「自分の目で見たこと」だけを指します。伝聞（他の人から聞いたこと）や、判断（自分が考えたこと）は、事実とは分けて記載します。

例1 「転倒している患者を発見した」ときの記録

○（事実の記載）の例	×（伝聞に基づく記載）の例
S：	S：
O：患者が廊下で倒れていたのを発見 または 　　患者本人によれば「廊下にて転倒」	O：廊下にて転倒
A：	A：
P：	P：

◀ Point
伝聞を目撃したかのように記載しない

例2 「患者が急変したが、その数時間前の巡視時には異常がなかった」場面の記録

○（事実の記載）の例	×（伝聞や判断に基づく記載）の例
S：	S：
O：脈拍 88 回／分、血圧 110/76	O：脈拍 88 回／分、血圧 110/76
A：バイタルサインは正常範囲内	A：
P：	P：

◀ Point
測定したバイタルサインから何を判断したかをA欄に記載

例3 「点滴ルート自己抜去の発生前に行ったこと」の記録

○（事実の記載）の例	×（伝聞や判断に基づく記載）の例
S：	S：
O：体動あり	O：体動あり
A：点滴ルートの自己抜去に注意する	A：
P：①自己抜去予防のため、包帯で保 　　護する 　　②自己抜去予防のため、看護師の 　　訪室タイミングを増やす	P：

◀ Point
判断（アセスメントした内容）はA欄、アセスメントに基づいて立てた計画はP欄に記載

なお、記載内容を変更する場合にも、訂正者・訂正内容・訂正日時がわかるようにしておくことが大切です。

看護師の「責任の範囲」を意識して記載する

特に注意が必要なのは、看護師の責任の範疇を超えた記載をしないことです。

アセスメントの結果、何らかの疾患・合併症が疑われた場合であっても、診断そのものはあくまで医師の責任で行われるべきものだ、という認識をもって看護記録を記載する必要があります。

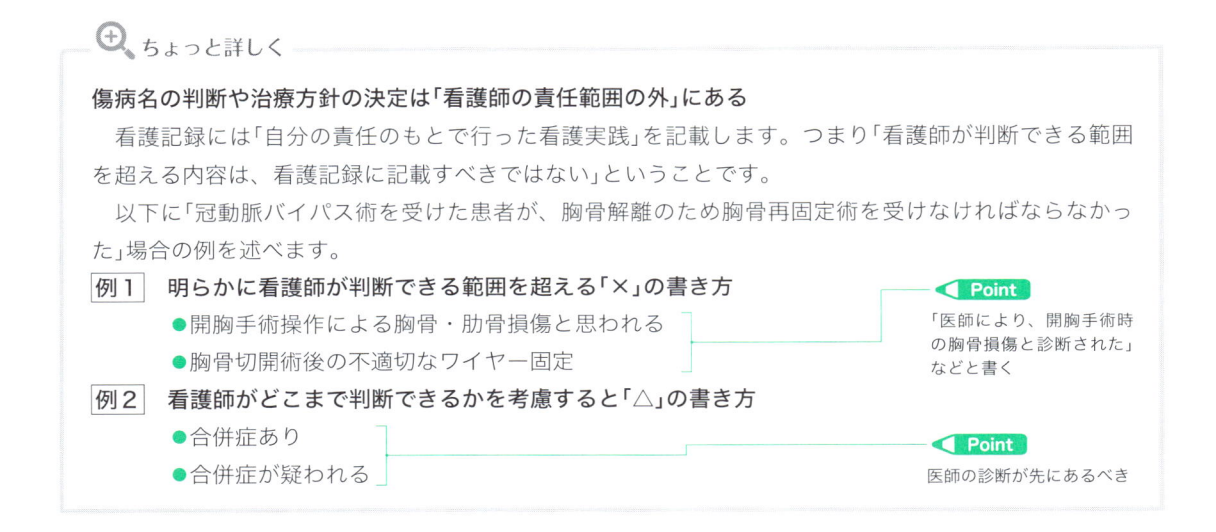

ちょっと詳しく

傷病名の判断や治療方針の決定は「看護師の責任範囲の外」にある

　看護記録には「自分の責任のもとで行った看護実践」を記載します。つまり「看護師が判断できる範囲を超える内容は、看護記録に記載すべきではない」ということです。

　以下に「冠動脈バイパス術を受けた患者が、胸骨解離のため胸骨再固定術を受けなければならなかった」場合の例を述べます。

例1 **明らかに看護師が判断できる範囲を超える「×」の書き方**
- 開胸手術操作による胸骨・肋骨損傷と思われる
- 胸骨切開術後の不適切なワイヤー固定

◀ Point
「医師により、開胸手術時の胸骨損傷と診断された」などと書く

例2 **看護師がどこまで判断できるかを考慮すると「△」の書き方**
- 合併症あり
- 合併症が疑われる

◀ Point
医師の診断が先にあるべき

法的側面にも配慮する

　看護記録には、法的側面への配慮も必要です。訴訟となった場合、看護記録は重要な証拠となるためです。

　説明義務・予見義務・結果回避義務をふまえた対応を行ったことを証明できるように記載する必要があります。

Check
予見義務は「起こりうるリスクを予測する義務」、結果回避義務は「リスク予防策を講じる義務」です。

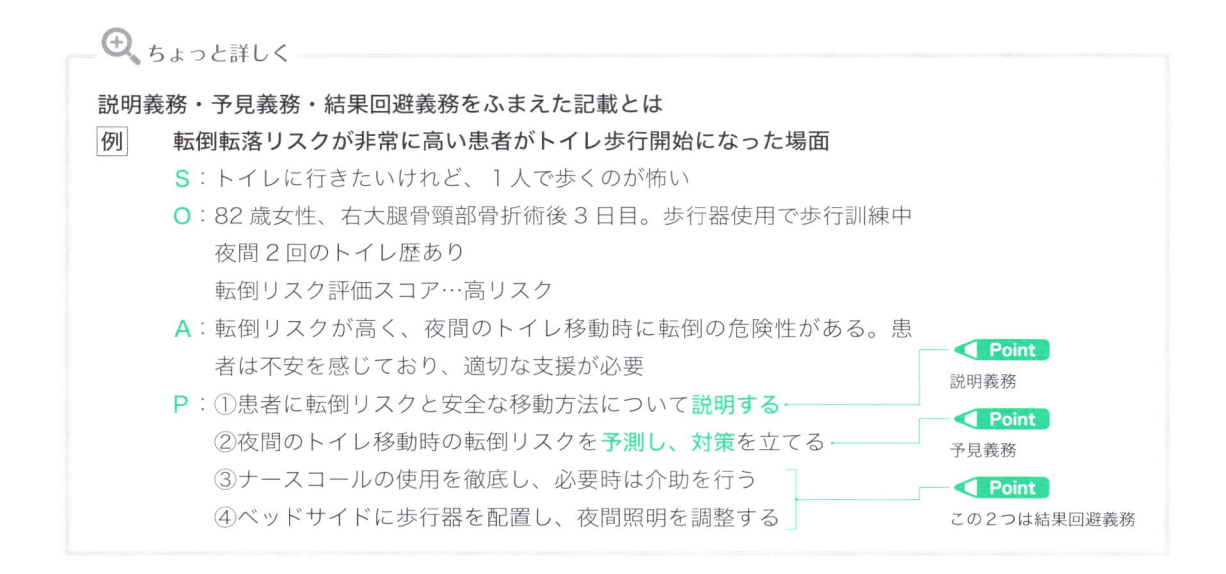

ちょっと詳しく

説明義務・予見義務・結果回避義務をふまえた記載とは

例 **転倒転落リスクが非常に高い患者がトイレ歩行開始になった場面**

　S：トイレに行きたいけれど、1人で歩くのが怖い
　O：82歳女性、右大腿骨頸部骨折術後3日目。歩行器使用で歩行訓練中
　　　夜間2回のトイレ歴あり
　　　転倒リスク評価スコア…高リスク
　A：転倒リスクが高く、夜間のトイレ移動時に転倒の危険性がある。患者は不安を感じており、適切な支援が必要
　P：①患者に転倒リスクと安全な移動方法について説明する
　　　②夜間のトイレ移動時の転倒リスクを予測し、対策を立てる
　　　③ナースコールの使用を徹底し、必要時は介助を行う
　　　④ベッドサイドに歩行器を配置し、夜間照明を調整する

◀ Point
説明義務

◀ Point
予見義務

◀ Point
この2つは結果回避義務

💡 **Point④　使用する「用語や略語」を統一する**

　看護記録に用いる用語は、できるだけ施設内で統一できるように、標準化された用語集を用いるとよいでしょう。

電子カルテを使用している場合は、看護実践用語標準マスター（医療情報システム開発センター）やBOM（basic outcome master［日本クリニカルパス学会］）などを用いることをお勧めします。当院の看護計画とクリティカルパスには、HCbooks（health care books：目標管理型標準計画）とBOM マスターを使用しています。これらに設定がない用語については、記録委員会がその内容を審査するなどし、用語の統一を図り、ローカルな用語を使用しないよう調整しています。

Check 👆
看護計画やクリティカルパスを作成したり見なおししたりする際は、マスターや用語集を提供している会社に相談するとよいでしょう。

当事者が読んでも不快にならない用語・表現を用いる

また、不適切な看護用語を使うことは避けるべきです（**表1**）。
すべてのスタッフが、閲覧した患者や家族が不愉快に感じたり、誤解したりしない表現で、公明正大に記載できるような看護記録基準を定めましょう。

（表1）不適切な看護用語

- ● 人権にかかわる表現
- ● 客観性に乏しく誤解を招きやすい表現
- ● 医療従事者が優位であるかのように感じさせる表現
- ● 医学的診断の確定にかかわる表現　Point ③参照
- ● 略語、造語、記号などの使用
- ● その他（連絡事項など）

◀ **Point**
患者を否定するニュアンスを含む記載は避ける

Web 資料
▼不適切な看護用語リスト

🔍 ちょっと詳しく

特に気をつけたい「避けたい表現」と「言い換え」の例

私的な感情や否定的な内容の言葉		話し言葉や造語	
×…拒否 →	○…「〜を嫌」と言う	×…逆切れ →	○…強い口調で訴える
×…痛み自制内 →	○…痛みの訴えなし	×…爆睡 →	○…訪室しても覚醒しないくらいよく眠っている
×…怒る →	○…言う		
×…怒鳴る →	○…強い口調で言う		

略語の使用はなるべく避ける

なお、略語や記号は、施設ごとに定める許可略記に準拠して使用します。当院では禁止略記は使用せず、下記の方法で対応することとしています。
❶フルスペルの英語もしくは日本語で記載する
❷よく使う英語はフルスペル表記を辞書登録しておき、予測変換しやすくする
　特に、患者への説明・同意のための文書（入院診療計画書など）や他施設への文書（看護サマリーなど）への略語の使用は避けるのが原則です。

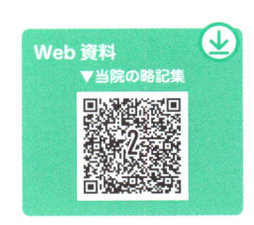
Web 資料
▼当院の略記集

1 看護記録基準
2 標準看護計画
3 クリティカルパス
4 看護記録の監査
5 看護記録の教育

看護記録基準を整えるときの注意点②
診療報酬の算定条件を満たす

 Point① 必要な「種類」を満たしつつ効率化を図る

病院は診療に関する諸記録として、看護記録を備えなければなりません。
診療報酬の算定条件とかかわる記録について、**表1**にまとめます。

表1 入院基本料算定のために必要とされる記録の種類

患者個人の記録	経過記録	●患者の状態や症状の観察結果 ●実施した看護ケアの内容 ●バイタルサインなどの測定値 ●患者の訴えや反応
	看護計画に関する記録（資料1～3）	●看護（患者）目標 ●具体的な看護ケアの方法 ●看護ケアの評価
看護業務の計画に関する記録	看護業務の管理に関する記録	●患者の移動状況 ●特別な問題をもつ患者の状態 ●特に行われた診療の概要 ●看護要員の勤務状況 ●勤務交代時の申送り事項
	看護業務の計画に関する記録	●看護要員の勤務計画 ●業務分担表 ●看護師、准看護士の受け持ち患者割当 ●看護必要度評価

🔍 ちょっと詳しく

看護記録の様式

　看護記録の様式には、基礎情報（データベース）、看護計画、経過記録、要約（サマリー）などがあります。
　このうち、経過記録には、叙述型記録とフロー型記録の2種類の様式があり、当院は叙述型記録として SOAP による記録を使用しています。

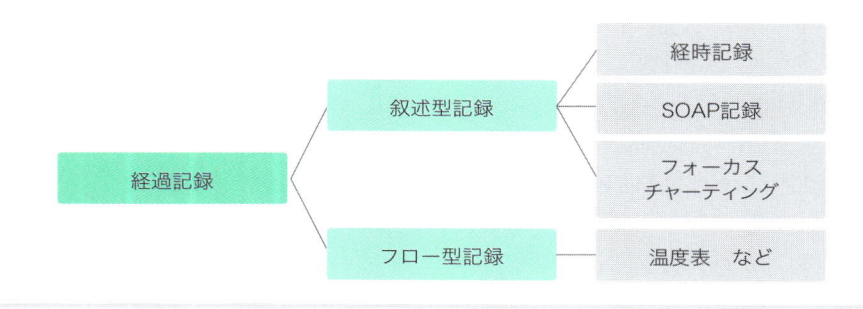

資料① 「看護計画の立案」の画面

肺炎の標準看護計画（例）

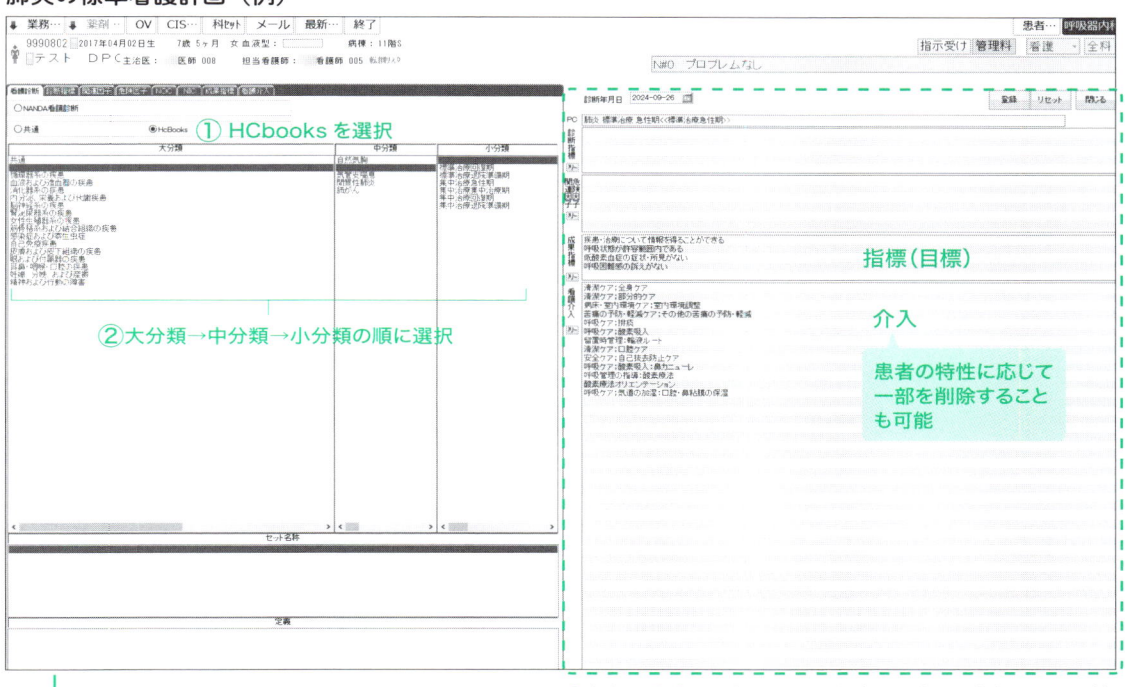

① HCbooks を選択

② 大分類→中分類→小分類の順に選択

指標（目標）

介入

患者の特性に応じて一部を削除することも可能

③ 左側の①②を選択すると、当院で設定した指標と介入が自動的に表示される

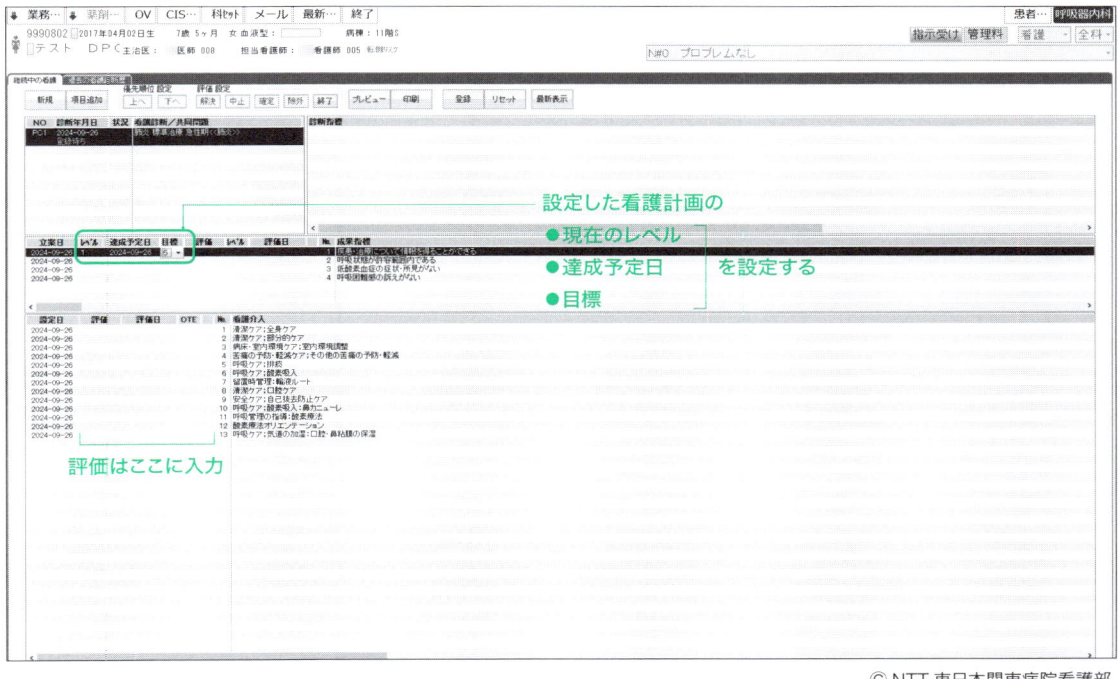

設定した看護計画の
- **現在のレベル**
- **達成予定日** を設定する
- **目標**

評価はここに入力

© NTT 東日本関東病院看護部

1　看護記録基準

2　標準看護計画

3　クリティカルパス

4　看護記録の監査

5　看護記録の教育

資料② 立案した看護計画の「介入のタイミング設定」画面（例）

資料①のつづき

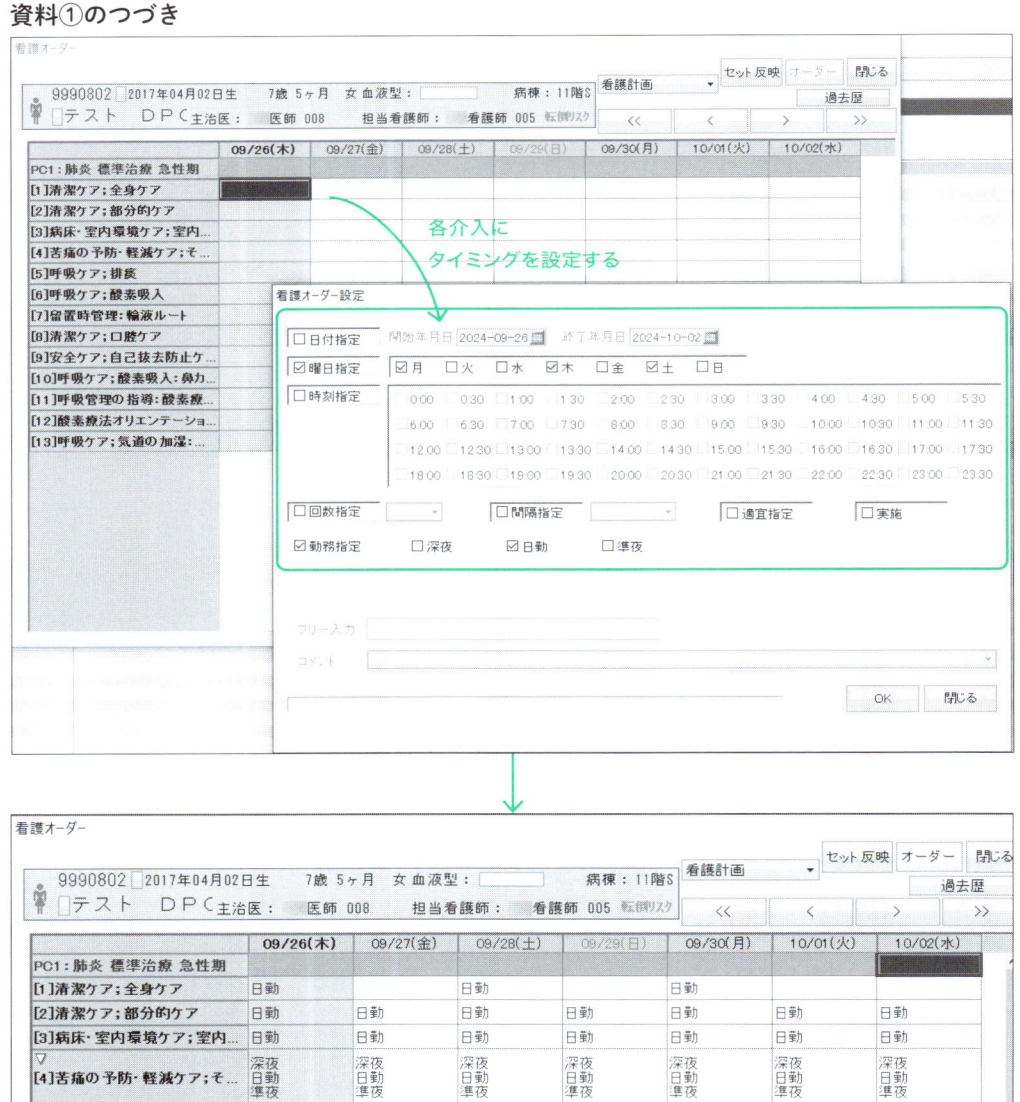

設定すると、指定したタイミングが自動的に反映される

© NTT 東日本関東病院看護部

資料③ 看護目標の評価、観察・介入の結果を記録し経時的に確認できる「オーバービュー」画面（例）

資料①のつづき

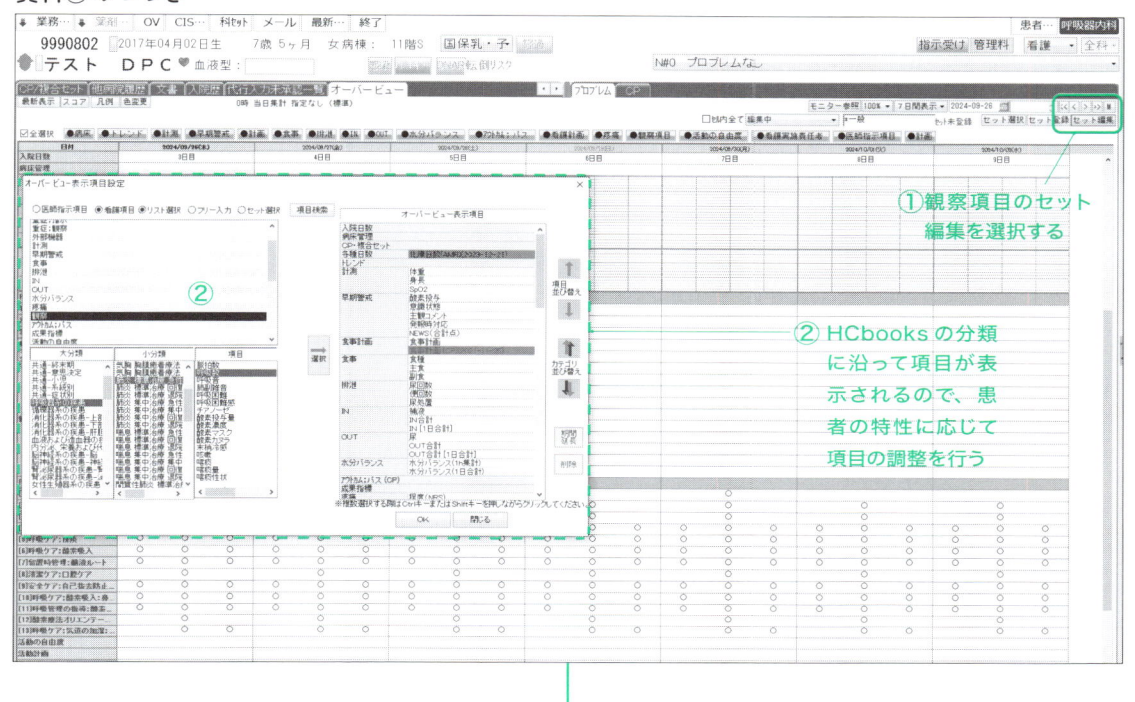

© NTT 東日本関東病院看護部

💡 **Point②** システム障害時の対応も決めておく

　災害が発生し、電子カルテシステムに障害が発生した場合の対応についても定めておくことが大切です。

　システム障害のレベルによっては「端末は使えるけれど、電子カルテにアクセスできない」状況に陥りかねません。そのような場合であっても記録の量・質が保てるように、診療情報管理士や医療システム担当などの専門部署と連携し、いざというときの対応や記録の書式を決めておくことが大切です（図1）。

Web 資料
▼システム障害時の対応基準（例）

図1 当院におけるシステムダウン時の記録用紙と記載例

経過記録（フロー型記録）

ID　　　　1234567
氏名　　　電電 太郎
生年月日　2000.1.1

2021年　1月　1日

	時間	5:00	6:00	8:00
	体温	36.5	36.2	
	脈拍	72	80	
	呼吸	12	15	
	血圧	112／56	124／60	
	SPO2			
	BB・BL・BD			150
食事	食種			7
	主食			5
	副食			7
排泄	尿回数			
	便回数			
	便処置			
IN	輸液			60
OUT	尿			
疼痛	程度	10	2	
	部位	腹部	腹部	
	性質	しめつけられる	鈍い	
	1日パターン	時々痛い	時々痛い	
	動きとの関連	安静時に痛みがある	安静時に痛みがある	
	腸蠕動音		+	
	腹部膨満		−	
	看護師サイン	関東	関東	五反田

経過記録（叙述型記録）

看　護　記　録

患者ID：　1234567　　氏名：　電電 太郎　　生年月日：　2000.1.1

月日時間	経 過 記 録	看護師サイン
2021.1.1 6：00	S：痛い痛い、ちょっとどうにかしてください O：腹痛にて緊急入院、入院時、下腹部にNRS10の痛みあり、医師指示にて下記P実施し、30分後NRS5へ軽減する A：腹痛に対して鎮痛剤使用し、効果あり P：アセリオ600mg DIV	目黒

Ⓒ NTT 東日本関東病院看護部

（天野典子、松田充子）

▼文献
1）東京都保険医療局：病院管理の手引き．https://www.hokeniryo.metro.tokyo.lg.jp/iryo/kanri/tebiki05.html（2024.11.7 アクセス）．
2）日本クリニカルパス学会：学会ホームページ．https://www.jscp.gr.jp/（2024.11.7 アクセス）．

Part 2

標準看護計画を整える

　看護計画とは、看護の対象となる個人・家族に対する個別的な看護を行うために、看護上の問題を解決するための看護活動の計画を記述したものです。

　標準看護計画とは、クリティカルパスに設定された「その日に患者の達成すべき指標と、それに対する看護介入」を設定するものです。

　クリティカルパスは標準診療計画なので、一般的な経過をたどっている限り、標準看護計画どおりの看護を提供すればよいわけです。

　つまり、標準看護計画は日々のアウトカムを達成するために介入する1日ごとのケア実践計画だといえます。

○○○○パス					
適応基準		ゴール（終了基準）			
	1日目	2日目	3日目	4日目	
アウトカム					
判断基準					
観察					
介入					
バリアンス記録					

標準看護計画

患者特性が反映される

標準看護計画は、なぜ大切か

Point① 標準看護計画はケアの質を均一にするためのもの

標準看護計画とは、**特定の患者**の症状や治療などに対して、**一般的に適用可能な患者目標や看護介入**を、あらかじめ設定したものです。つまり、標準看護計画に沿って日々のケアを実施していれば、新人看護師もベテラン看護師も、同じレベルの看護を提供できる、ということになります。

標準看護計画を作成することは、看護師間で一貫したケアの提供を可能にし、看護の質の維持や記録の効率化にもつながります。

Point② 実践に即した標準看護計画の作成が、記録標準化のカギ

スタッフの意見を取り入れながら、実践に即した標準看護計画を作成することは、看護記録に対する苦手意識を軽減し、より効果的な看護ケアの提供につながります。

そのためには、まず、スタッフが実際に行っている看護ケアを標準看護計画に沿って可視化していくことが必要です。そのためにも、**ケアが可視化できる看護記録**が不可欠です。

つまり、標準看護計画に沿って実践した看護ケアを、看護記録の分析によって見なおし、必要に応じて改善していくこと、すなわち「記録に関するPDCAサイクルを回すこと」が、看護記録の標準化にも、看護ケアの質向上にもつながっていくわけです。

だからこそ、看護記録の標準化を進めるためには、定期的な研修の実施、そして、記録の重要性に関する継続的な教育が不可欠となります。

⊕ ちょっと詳しく

標準看護計画の教育だけで看護記録教育をすませてはいけない

"標準看護計画やその利用方法の教育を行っているにもかかわらず、多くのスタッフが記録に苦手意識を持っている…"という悩みを聞くことがあります。

スタッフが、記録に苦手意識をもつ理由は、以下の3つです。

❶標準看護計画に追加する患者特性をとらえ、修正することが難しい
❷記録をすることの意義を十分に理解できていない
❸繁忙度が高い業務のなかで、十分な記録時間を確保できない

このうち、❶❷は看護記録の教育体制を整えること（→ p.90）、❸はクリティカルパスを整え、看護記録との連動性を高めること（→ p.52）などの対応が必要です。

Point③ スタッフが使いやすい「標準看護計画マスター」を導入する

　標準看護計画を自施設でイチから作成する場合、膨大な時間と労力が必要になります。

　現在はさまざまな標準看護計画マスターが出ているので、自施設にあったものを選択し導入したうえで、自施設の状況に合わせて整え、実装していくのがよいでしょう。

　なお、新たな標準看護計画マスターを導入した場合には、看護記録基準の改訂を行い、新たな基準に沿って教育を行うことが必要となります。

🔍 **ちょっと詳しく**

問題解決型から目標管理型の看護計画へ

　当院では、これまで、問題解決型の看護診断を使用していましたが、在院日数の短縮やクリティカルパス活用の拡大、地域の看護職との連携を効率よく進めていくために、目標管理型の標準看護計画に変更しました。

- **問題解決型**：患者の問題＝課題を解決することで、もとの状態（よりよい状態）に戻そうとする考え方。急性期病院でよく使用されている
- **目標管理型**：設定した目標を達成することで、よりよい状態をつくろうとする考え方。患者が「解決できない問題＝課題」を抱える場合に適する。当院で採用している HCbooks も、こちらに分類される（→ p.34）

　電子カルテの看護計画画面は、多くの場合、看護診断（問題解決型アプローチ）をベースに作成されています。しかし、超高齢社会を迎えた今、目標管理型の標準看護計画を導入する必要があると考えたからです。

標準看護計画を整える前に①
効率よく進める体制をつくる

 Point① 既存の標準看護計画マスターを使用し、効率よく進める

　標準看護計画の作成準備として、最初に実施するのは、現場のニーズを把握することです。つまり、自施設に入院する患者の症状や治療を特定し、受け入れ頻度の高い患者群を特定し、その患者に対する標準看護計画を作成していくことになります。

　標準看護計画を作成する際には、まず、記録委員会などで、
- 作成する標準看護計画をどの部署が担当するか
- 部署の誰に役割を担ってもらうか

を定める必要があります。当院では、記録委員会から、各部署の看護主任と記録リンクナースにその役割を担ってもらうこととしました。

 Point② ロードマップを作成し、バラツキが出ないよう調整する

　使用する標準看護計画マスターが決まったら、電子カルテで効率よく記載できるように調整していくステップに入ります。

　当院の進め方を以下にまとめます（**図1**）。

❶「誰が何をするのか」を決める

　記録委員会は、まず、各部署の担当者（看護主任と記録リンクナース）に対し、使用する標準看護計画マスター（当院ではHCbooks）の内容と、「当院で必要となる標準看護計画（どのようにカスタマイズするか）」について説明します。

　分担した作業に乖離が生じないよう、担当者を定めておくことをお勧めします。

❷フィードバックを繰り返し「根拠に基づき、自施設の状況に沿った」ものとする

　担当者が「自分が担当する標準看護計画の作成にあたって困っていること」などは、記録委員会内で共有し、検討結果を部署へフィードバックします。担当者ごとの乖離が生じないように、コミュニケーションをとりながら作成を進めていくことが大切です。

 Check
ロードマップを作るときは、記録委員会を中心に、実装までの日程を決め、余裕をもったスケジュールを組みましょう。特に「部署で行う作業」部分に時間がかかることを念頭に置いて検討するのがポイントです。

必要に応じて、医師や薬剤師など多職種に相談したり、最新のエビデンスや臨床ガイドラインなどの知見を取り入れたりしながら、標準看護計画マスターをカスタマイズしていきましょう。

図1 当院における標準看護計画作成の流れ

記　現場のニーズを把握

［期間：3か月］
・作成する項目を決める

記　ベースとなるツールの選定

［期間：1か月］
・標準看護計画マスター（HCbooks）
・各社の記録支援システム　など

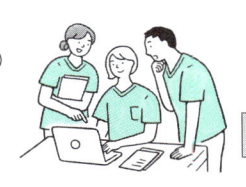

記　見本をつくる

［期間：1か月］

記　項目分担を決める

現　作成する

［期間：6か月］
・多職種と相談
・エビデンスの確認

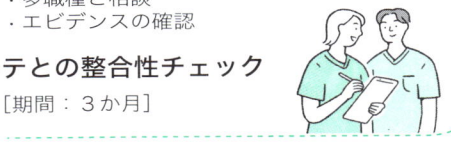

必要時
フィードバック

記　電子カルテとの整合性チェック

［期間：3か月］

電子カルテに実装

記　記録委員会メンバー
現　その項目の担当者

🔍 ちょっと詳しく

看護計画マスターの変更を上司に提案する際のアプローチ法

　看護計画マスターの変更を上司に提案する際は、まず現状の問題点を具体的に整理し、データや事例を用いて客観的に説明することが重要です。変更による利点や期待される成果を明確に示し、患者ケアの質向上や業務効率化などのメリットを強調しましょう。また、実施計画や変更に必要な労力、費用などについても具体的に提示し、医療チーム全体への影響なども考慮した提案をすることで、上司の理解と協力を得やすくなると思います。

　提案する際には、上司の意見を取り入れることも大切です。ともに最適な解決策を見出すことを前提に、提案と対話を数回に分けて行うと効果的です。

標準看護計画を整える前に②
使用可能な「用語集」を整える

Point① 看護にかかわる記録はすべて「同じ用語集」を用いる

　日本看護協会による『看護記録に関する指針』では、看護記録は「保健医療福祉サービスの提供にかかわる専門職・非専門職や看護を必要とする人と内容を共有できる」よう、実践の場や他職種でも理解できるような用語・表現を選んで記載することが求められています。

　そのためには、施設内および医学・看護系学会など、国内で標準とされる用語の使用が推奨されます[1]。

用語集を「入れればいい」わけではない

　看護の標準用語としては、**看護実践用語標準マスター**（MEDIS マスター）が推奨されています[2]。看護実践用語標準マスターは、看護で使用する用語を定義化した用語集です。厚生労働省標準規格として採用されているため、ご存じの方も多いことでしょう。

　ただし、電子カルテに「看護実践用語標準マスターを実装したから」といって、すぐに使えるわけではありません。各施設で必要な内容を抽出し、マスターに含まれていない内容（アウトカムなど）を各施設で作成する必要があります。

Check
MEDIS マスターの他によく知られている用語集として、アウトカムマスターである BOM が挙げられます。BOM は、クリティカルパスで設定される比較的粒度の大きなアウトカム用語を整理し、標準化を行った用語マスターです。

オーバービュー上の記録は用語標準化が進んでいる

　最近の電子カルテには、看護実践用語標準マスターの用語が、オーバービューの入力時に反映される機能が標準搭載されています。

　しかし、実践記録（看護計画の介入部分）はその限りではなく、施設ごとに異なった叙述的な表現で記載しているのが実情です。そのため、計画立案者が実践記録のオーバービューを記載するときには、記載者の主観的解釈が入ってしまいます。

　つまり、看護の計画から実践までの記録に一貫性が担保されず、他職種や非専門職が見たときに、理解できない記録となっている可能性がある、ということです。

Check
オーバービューはクリティカルパスの形式の1つです。横軸に時間、縦軸にアウトカム・タスクを設定し、計画全体を概観できるように構成されているのが特徴です。経過記録（経過表や温度板）が含まれます。

だからこそ、標準看護計画を整えて、実践記録の用語も標準化していく必要があります。そのため当院では、スタッフが「実践したか」「目標を達成したか」だけをチェックすれば漏れなく記載できるレベルまで、標準看護計画を細かく設定しています（**図1**）。

図1 当院における実践記録（オーバービュー画面への介入結果入力）の例

入力画面

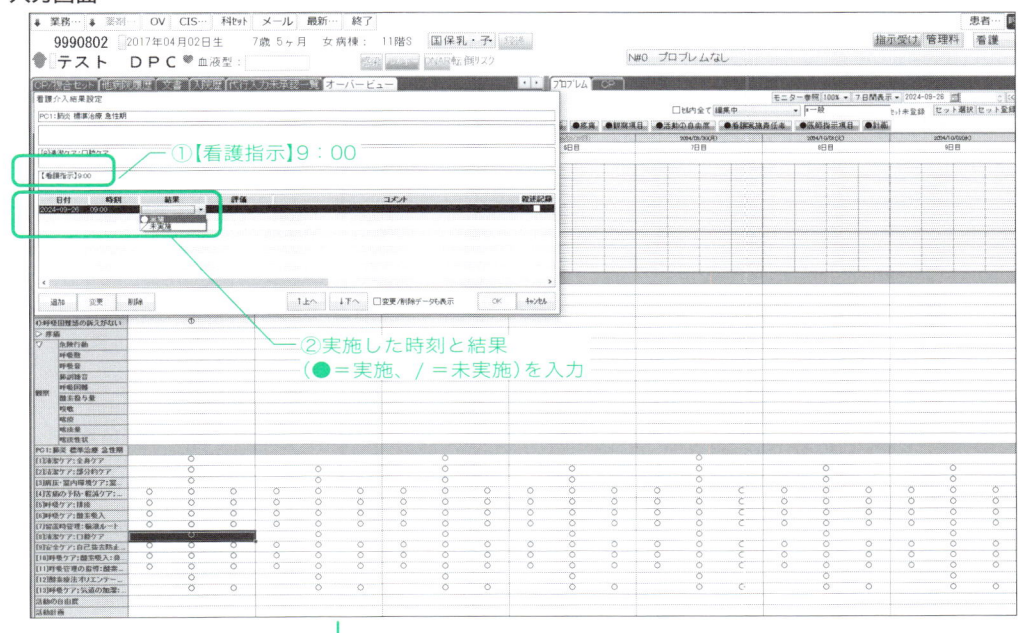

①【看護指示】9：00

②実施した時刻と結果
（●＝実施、／＝未実施）を入力

オーバービュー画面

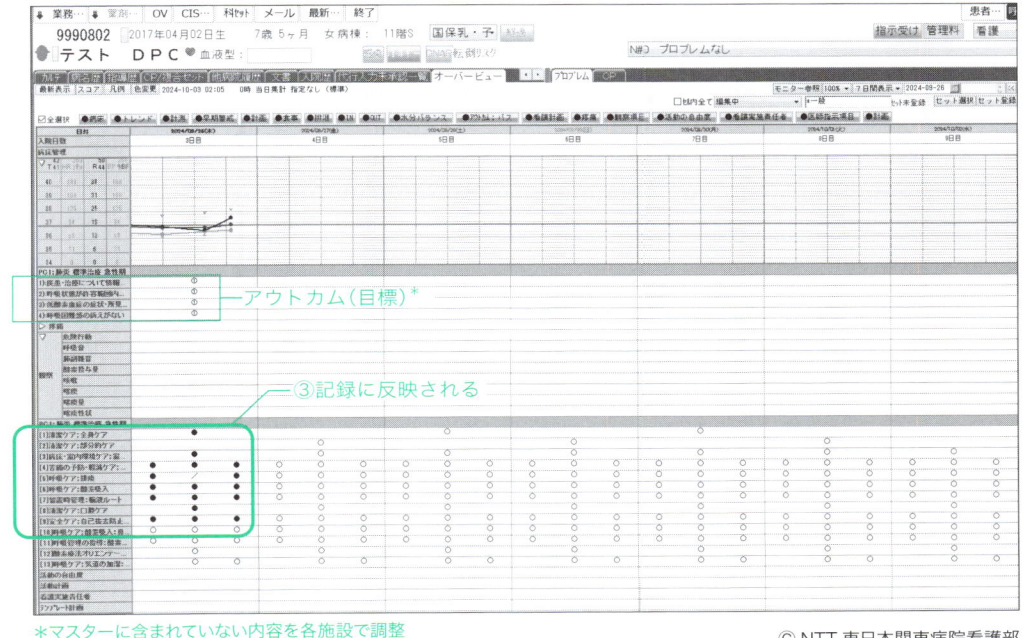

アウトカム（目標）*

③記録に反映される

＊マスターに含まれていない内容を各施設で調整

© NTT 東日本関東病院看護部

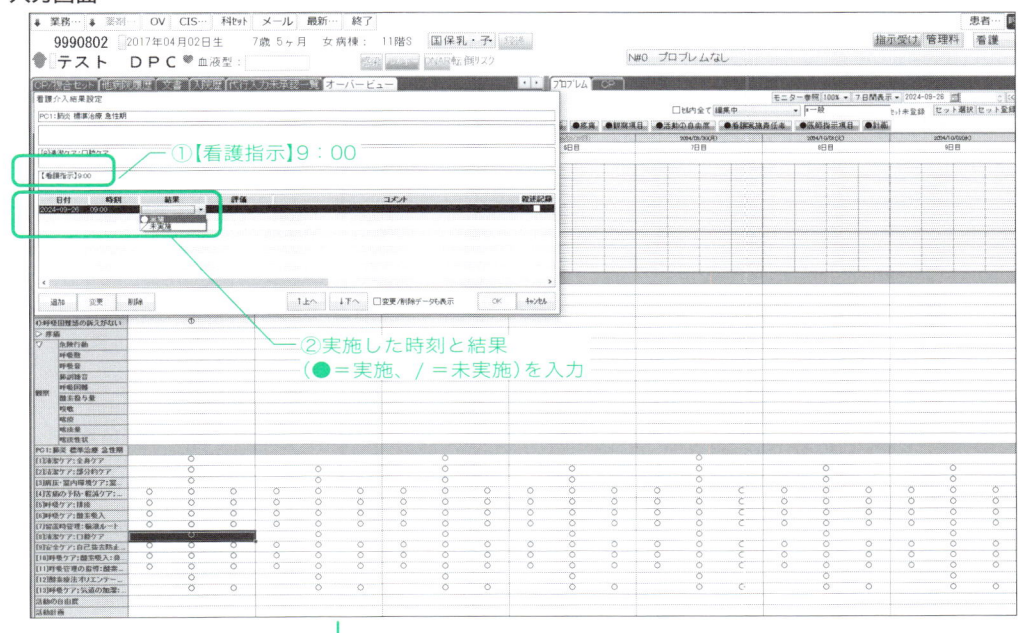
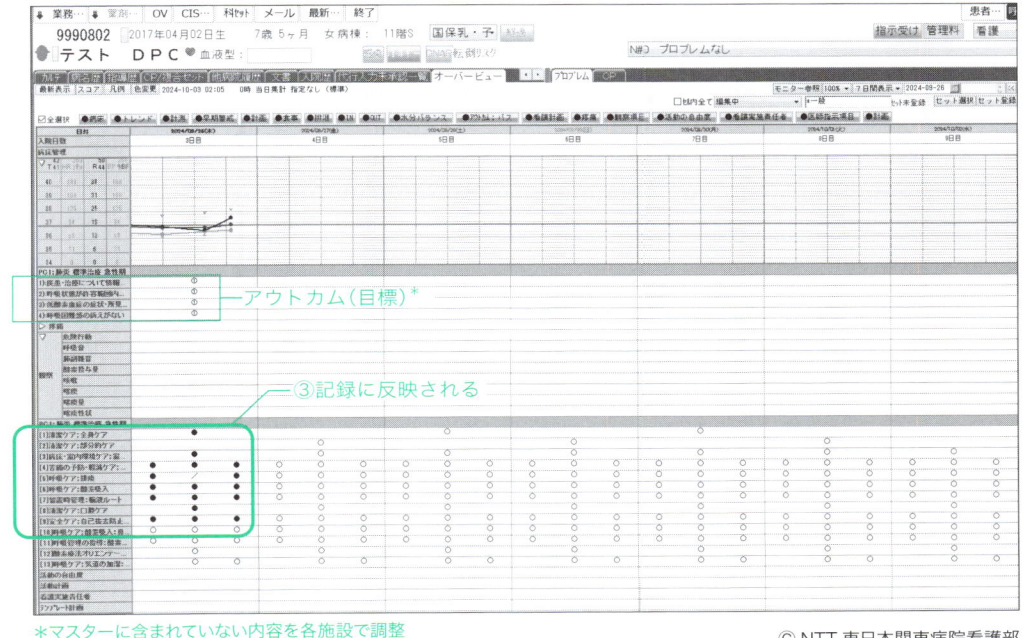

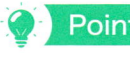

　看護実践用語標準マスターは、あくまで看護領域で使用する標準用語の用語集です。そのため、実際の臨床現場で活用するためには、用語の１つ１つを吟味・選択し、看護計画としてセット化する必要があるため、膨大な労力を要します。

　そのため当院では、看護実践用語標準マスターに準拠し、多職種で使用できる国内の標準用語がセット化された HCbooks（目標管理型標準計画）を採用しました[3]。

HCbooks は「疾患別」で介入を単語レベルで立案できる

　HCbooks は疾患別の標準計画であり、看護だけでなく専門職が一緒に使用できるよう、目標・観察・介入がセット化[3]されているため、看護計画の介入も叙述的な文章ではなく標準用語の単語レベルで立案できるのが最大の特徴です（図２）。

図２ HCbooksを導入して「整えられた」標準看護計画の構造（例）

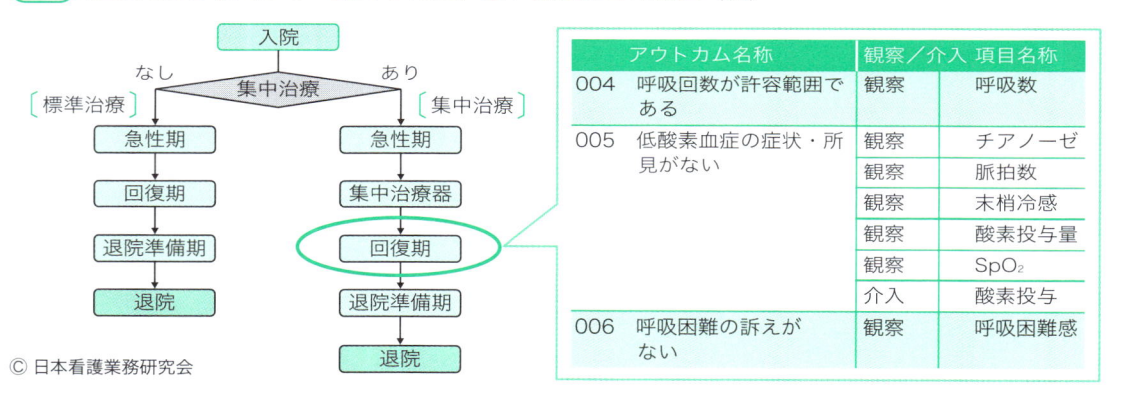

	アウトカム名称	観察／介入	項目名称
004	呼吸回数が許容範囲である	観察	呼吸数
005	低酸素血症の症状・所見がない	観察	チアノーゼ
		観察	脈拍数
		観察	末梢冷感
		観察	酸素投与量
		観察	SpO_2
		介入	酸素投与
006	呼吸困難の訴えがない	観察	呼吸困難感

© 日本看護業務研究会

🔍 **ちょっと詳しく**

記録を分析して、さらなる看護の質向上をめざすには

　『看護記録に関する指針』では、看護記録の目的の１つに記録内容の二次活用[1]を挙げています。つまり、複数の症例を集め、そのなかから新しい知見を発見し、ケアの質の向上に寄与できる記録が求められている、というわけです。HCbooks の「目標」は包括的な用語で作成されており、診療科・疾患を問わず使用できるようになっているため、横断的にケアの質を評価できるのがもう１つの特徴です。

　これまでの「ケアの質評価」は、治療方法などの部分的な症例（例：疼痛に対するケアでは、どのようなことが効果的だったのか、など）に関する検討を行ってきました。しかし、今後は病棟単位での比較・他院との比較などを行うことで、課題や改善策の検討を行うようになっていくと思います。

　そのためには、病棟単位、診療科単位で使用する用語ではなく、院内や国内で横断的に使用できる標準用語が必要となります。HCbooks の導入は、その第一歩となるわけです。

クリティカルパスを標準看護計画として活用する

　クリティカルパスを標準看護計画とするためには、誰が見ても「看護計画が含まれていることがわかる」ように作成しなければなりません。

　当院では HCbooks を採用したため、院内の標準看護計画が、看護計画の画面でも、クリティカルパス画面でも、ともに標準用語で作成できるようになりました。その結果、看護ケア基準をベースに、標準看護計画とクリティカルパスの内容が合致したため、どちらからでも客観的に確認することが可能となったのです（**図3**）。

　標準用語を看護計画から使用することは、計画から実施まで、すべての記録が同じ用語で表示され、入力することにつながります。

　専門職・非専門職問わず、誰が見ても看護計画が実施されたということが一目瞭然で証明できますし、個人の看護計画の評価だけではなく、横断的なケアの質の評価も可能となります。

Check
当院で HCbooks を採用した理由は「治療別、病期別のセットであり、目標が包括的である」ことから「標準看護計画だけでなく、クリティカルパスでも活用できる」と判断されたためです。

図3 クリティカルパスと看護計画の連動が「見てわかる」工夫（例）

胃全摘出術

適応基準（必須項目）	終了基準（必須項目）
胃悪性腫瘍患者	体温に問題がない（CI） 腹部症状・所見がない（CI） 創部に問題がない（CI）

設定日数：17日間（術後16日間）DPCⅡ期間〜21日

▶ **Point**
ここが標準看護計画

日付	アウトカム	判断基準	観察	介入	指導・管理料
入院日	疾患・治療について疑問・不明点がない	不明点【適正値：なし】	不安（各勤務） 不明点（各勤務）	<検査> 鼻腔Mスクリーニング 口腔外科受診	<加算> 入退院支援加算1＋入院支援加算 薬剤管理指導料 再棟薬剤診療実施加算 総合機能評価加算 肺血栓塞栓症予防管理料 入院栄養食事指導料（術前） 身体拘束ゼロ化取り組みの説明と同意書 せん妄ハイリスク患者加算 褥瘡対策に関する診療計画書 転倒転落説明同意書 周術期等口腔機能管理料
	循環動態に問題がない	収縮期血圧【適正値：≧80 かつ ≦180mmHg】 拡張期血圧【適正値：＜90mmHg】 脈拍数【適正値：≧50 かつ ≦140回/分】	拡張期血圧（日勤） 拡張期血圧（日勤） 脈拍数（日勤）	血圧、脈拍測定 呼吸数測定 体温測定	
	呼吸状態に問題がない	SPO2【適正値：≧95%】	SpO2（日勤）	入院診療計画書の説明	
		呼吸数【適正値：≧10かつ≦25回/min】 呼吸困難【適正値：なし】 咳嗽【適正値：なし】	呼吸数（日勤） 呼吸困難（日勤） 咳嗽（日勤）	ネームバンド装着 同意書の確認 薬剤指導（薬剤師） 持参薬確認（薬剤師） 術前オリエンテーション	
	体温に問題がない	体温【適正値：＜37.0℃】	体温（日勤）	手術室看護師術前訪問	
	疼痛のコントロールができている	NRS【適正値：≦3/10】	疼痛程度（NRS）（各勤務）	呼吸訓練 21時以降絶食 不眠時睡眠剤与薬 眠前センノシド2錠内服	患者家族教育テンプレート 簡易栄養状態評価表MNA−SF 嚥下障害スクリーニング 特定の患者群の初期アセスメント 入退院支援スクリーニング
	転倒・転落しない	転落【適正値：なし】 転倒【適正値：なし】	転倒（各勤務） ふらつき（各勤務） 転落（各勤務帯）	転倒予防ケア 転倒予防指導	デルタせん妄アセスメント 褥瘡対策に関する診療計画書 転倒転落スクリーニング 疼痛スクリーニング

Ⓒ NTT 東日本関東病院看護部

標準看護計画を整えるときの注意点①
標準看護計画の作成手順

Point① 作成手順をしっかり決めてから取りかかる

当院では、標準看護計画(ケア基準)を以下のような手順で作成しました。

❶「ケア基準」へ収載する疾患を抽出する

❷記録委員会メンバーで、「疾患別」に分類する項目を決定する

　→収載する疾患は、DPC データやクリティカルパス名から抽出

❸記録委員会メンバーで、「共通」に分類する項目(すべての疾患に共通する項目)を選定する

❹記録委員会メンバーで、ケア基準の作成担当部署を検討し、依頼する

　→専門性が高い領域は、専門看護師や認定看護師に依頼

❺疾患別ケア基準で作成する項目と、作成方法を担当者に伝え、Excel ファイルにまとめて提出してもらう

❻記録委員会メンバーで、見やすさを重視したデザインを考える

❼書式を揃えて Word 文書へ修正し、担当者に確認・修正を依頼する

　→ Word ファイルを PDF ファイルに変換しておくと書式が崩れない

❽担当者の確認・修正が終了したら、使用を開始する

ここからは、特に注意したいポイントについてまとめていきます。

> **Check**
> 共通に分類する項目例：
> 全身麻酔ケア、終末期ケア、褥瘡など

Point② HCbooksを使うならケア基準の分類（疾患別か、共通か）がカギ

当院におけるケア基準の系統を**表1**に示します。

　自施設の状況に合わせて、HCbooks の分類どおりに「疾患別」とするか、「共通」に分類して調整しなおすかを決めましょう。

　その際、疾患によらずすべての患者に対して行われる可能性がある(院内で共通して使用する)ものを「共通」に分類すると使いやすさが増します。

　また、自施設の患者数が少ない領域を「共通」に分類する方法もあります。例えば、当院では、小児に関する内容はすべて「共通」に分類しています。HCbooksには小児の項目もありますが、当院では患者数が少ないためです。

> **Check**
> HCbooks については前項(→ p.32)を参照してください。

表1 当院におけるケア基準の系統

疾患別		
Point HCbooks では疾患ごとにケア計画のセットが組まれている。これらの系統のなかで「どの疾患を取り上げるか」の選定がカギとなる	●筋骨格系および結合組織の疾患 ●感染症または寄生虫症 ●自己免疫疾患 ●皮膚および皮下組織の疾患 ●眼および付属器の疾患 ●耳鼻・咽喉・口腔の疾患 ●新生児 ●妊娠、分娩および産褥 ●精神および行動の障害	●呼吸器系の疾患 ●循環器系の疾患 ●血液および造血器の疾患 ●消化器系の疾患 ●内分泌、栄養および代謝疾患 ●脳神経系の疾患 ●腎泌尿器系の疾患 ●女性生殖器系の疾患

共通			
●小児 ●全身麻酔 ●硬膜外麻酔	●静脈麻酔 ●下肢潰瘍 ●化学療法	●がん終末期 ●腰椎麻酔 ●局所麻酔	●褥瘡 ●難治性疼痛 ●放射線療法

Point③ 「フォーマット」を決めてから担当者に依頼する

各担当者へ依頼するときは、フォーマットをきちんと作成しておくことがポイントです（図1）。

当院では、以下の4点について、依頼時に担当者に伝えることで、効率化を図っています。

❶各疾患の内容や治療区分ごとの特徴・看護については、出典先を明確に記載すること

❷疾患ごとの治療区分・病期は、原則として HCbooks の用語を用いること

❸アウトカムは HCbooks の「Basic Outcome Master 患者状態アウトカム用語集」より選択すること

❹ただし、観察・介入に関しては、当院で使用されている用語を使用してもよい

Check
フォーマットと記載方法を Excel ファイルにまとめておくとよいでしょう。

Check
名称の変更（または新規作成）が必要な場合には、当院で定義を定めています。

図1 当院における「疾患」の記載内容のフォーマット

```
1. ○○疾患の概要
2. ケアの概要
3. 治療区分・病期区分ごとのケア基準
   1  ○○
   1）治療区分別アウトカム一覧
   NO    アウトカム名称


   2）治療区分別ケア
     ①  特徴
     ②  看護
     ③  アウトカムと観察・介入
   NO    アウトカム名称        観察／介入      項目名称
```

◀ **Point**
分類・疫学・診断基準、症状や所見、治療の概要などを簡潔にまとめるよう伝える（根拠となる）

◀ **Point**
HCbooks は、治療区分（急性期、集中治療期、回復期、退院準備期、退院）ごとの「ケア計画のセット」がプログラムされている。なるべくそこに準拠すると効率よく作成できることを伝える

© NTT 東日本関東病院看護部

当院で実際に使用している「疾患別ケア基準」の例を**図2**に示します。

図2 当院で用いられている疾患別ケア基準：「肺炎」の例（抜粋）

1. 疾患の概要

〈市中肺炎〉

・市中肺炎とは、通常の社会生活を送っている人が医療機関以外の場所で感染することで起きる肺炎であり、院内肺炎とは区別される。つまり、感染発症90日前に2日以上の入院や抗菌薬の使用や、介護施設や透析施設などの医療機関からの入院などに該当しない患者に起こった肺炎である。

・日本での肺炎受療率は人口10万対30で、死亡率は人口10万対70。死因順位は2011年より第3位である。受療率、罹患率ともに高齢になるにしたがい急増し、85歳以上の男性では死因第2位、90歳以上の男性では第1位 となる。

・発熱、咳、呼吸困難が典型的症状だが、高齢者や免疫抑制患者では訴えが不明瞭なことも多い。

・上記が一般的な市中肺炎の考え方であるが、2020年のCOVID-19の大流行に伴い、発想そのものを大きく転換せざるを得なくなった。COVID-19有病率が高い場合、まずCOVID-19を疑って診療活動を開始する（COVID-19の項参照）。

＊引用元：ELSEVIER JAPAN 今日の臨床サポート 2021年4月30日「市中肺炎」「院内肺炎」「誤嚥性肺炎」

> **Point**
> 院内肺炎、誤嚥性肺炎についても同様に簡潔に記載

> **Point**
> 出典を明記（根拠）

2. ケアの概要

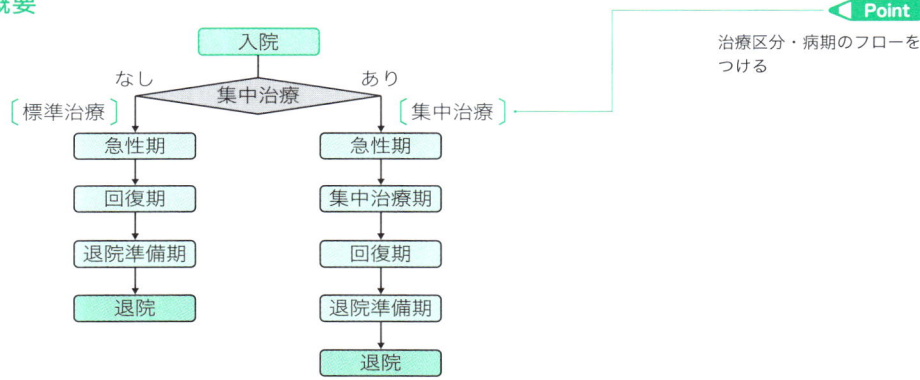

> **Point**
> 治療区分・病期のフローをつける

3. 治療区分・病期区分ごとのケア基準

3-1 標準治療

1）病期区分別アウトカム一覧

> **Point**
> 全体像を見渡せるようにしておく

	アウトカム名称	急性期	回復期	退院準備期
004	呼吸回数が許容範囲である	○	○	○
005	低酸素血症の症状・所見がない	○	○	○
006	呼吸困難感の訴えがない	○	○	○
081	ADLの低下がない		○	
098	疾患・治療について情報を得ることができる	○		
100	退院へ向けた疑問・不明点がない			○
127	疾患・症状・障害の進行を予防する行動ができる			○

2）病期区分別ケア

（1）急性期

❶特徴：主に発熱と呼吸器症状が急激に出現し、さまざまな全身症状が現れ合併症を起こす恐れがある時期。

❷看護：症状の緩和と合併症の予防を行う。

❸アウトカムと観察・介入

◀ Point

具体的に設定する
看護特性によって「追加・時期をまたいで継続」など調整できるようになっている

	アウトカム名称	観察／介入	項目名称
004	呼吸回数が許容範囲である	観察	呼吸数
005	低酸素血症の症状・所見がない	観察	SpO$_2$
		観察	呼吸数
		観察	チアノーゼ
		観察	脈拍数
		観察	酸素投与量
		観察	末梢冷感
		介入	酸素投与
006	呼吸困難感の訴えがない	観察	呼吸困難感
		観察	咳嗽
		観察	喀痰量
		観察	喀痰色
		観察	喀痰性状
		観察	排痰方法
		観察	呼吸音
		観察	肺雑音
098	疾患・治療について情報を得ることができる	介入	呼吸管理の指導
		介入	酸素療法オリエンテーション
		介入	全身ケア

↓
以下、「回復期」「退院準備期」と続く
「集中治療あり」のフローは、その下に続いていく

Web 資料
▼「肺炎ケア基準（標準治療）」全体像

© NTT 東日本関東病院看護部

SOAPテンプレートの作成

 Point① テンプレートは記入者が「迷いなく書く」ためのツール

"看護記録に時間がかかる…""SOAPがうまく書けない…"といった悩みを抱える若手看護師は少なくありません。後輩指導を行っていて"AとPがうまく書けない"といった悩みを打ち明けられ、伝え方に困った中堅看護師の方もいるでしょう。

SOAPがうまく書けない理由の1つに「何をどのように記載するのかわからない」ことがあります。すなわち、記載内容が標準化できていない、ということです。この問題を解決する方法の1つとしてSOAPテンプレートの活用が挙げられます（図1）。

当院では、以下の3つを目的として、SOAPテンプレートを作成しています。

目的①：記録および看護の標準化

テンプレートを作成することによって、誰が看護を行っても**観察項目の漏れや、指導内容の差異がなくなり**ます。看護ケアだけでなく、看護記録の内容や書き方にも差異がなくなります。

看護記録が標準化されると、看護師同士や多職種への伝達内容にも差異がなくなります。その結果、**看護ケアと記録の連携・標準化**につながります。

目的②：記録の効率化

常に多忙な業務に追われる看護師にとって、**特に時間がかかり、負担の大きい業務の1つが看護記録**です。

SOAPテンプレートを作成すれば、目的に沿った**必要最低限かつ必要十分な記録を効率的に記録**できるようになります。また、多職種が同じ視点で情報をキャッチしやすくなり、効率的な連携にもつながります。

目的③：記録した情報の統計への活用

記録をテンプレート化すると、**統計への活用が可能**となります。テンプレートの「名称」「項目」別に集計することが可能になるため、必要な患者にテンプレートを用いて評価しているか、看護師が実施したスクリーニングが他

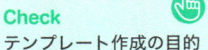

Check
テンプレート作成の目的
①記録および看護の標準化
②記録の効率化
③記録した情報の統計への活用

Check
「誰が行っても差異がない」ことこそが、「標準化」です。

Check
記録監査（→p.70）で指摘されるような「不要な記載」もなくなります。

Check
アセスメント結果からの分析例としては「転倒転落アセスメント結果は、転倒転落の発生をどの程度予測できているか」などが挙げられます。

職種（例：管理栄養士など）のアセスメントにつながっているか、などの確認に使用できます。

　また、アセスメント結果から「患者の状態を予測できているか」を統計学的に分析することも可能です。

図1 当院で使用しているSOAPテンプレートの画面

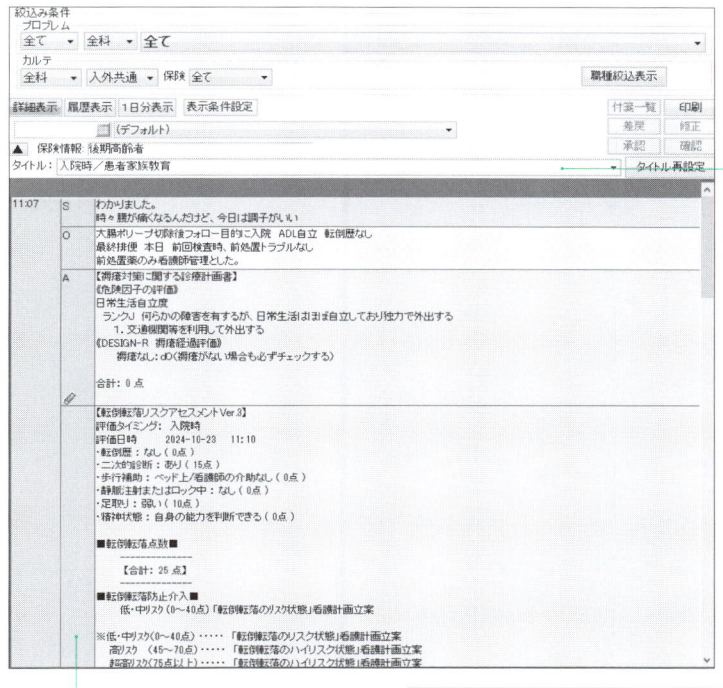

SOAP記録に看護師がタイトル（任意で作成）した場合に記録される画面

過去に使用したテンプレートが電子カルテ画面から確認できる

③
テンプレートの項目を記入し終えると、自動的にSOAPの形で表示される
★ここで表示されているのは
資料③（→p.47）
資料①（→p.45）
に示したテンプレートが反映されたもの

© NTT東日本関東病院看護部

1　看護記録基準

2　標準看護計画

3　クリティカルパス

4　看護記録の監査

5　看護記録の教育

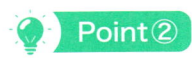 **Point②** 事前に「作成基準や作成手順」を決めておく

現場で「活用できないテンプレート」にしないために

　看護師だけでなく、多職種にとってもカルテへの記録は時間のかかる業務です。テンプレートは、標準化・効率化に非常に役立つツールなので、「テンプレートを作成したい」という要望は多数出てくるでしょう。

　しかし、全員の希望どおりに自由にテンプレートを作成し続けると、あっという間にテンプレートの数が膨大になってしまい、以下のような弊害が生じます。

- **使用したいテンプレートを探しづらい**
- **同じ目的のテンプレートが複数できてしまう**
- **テンプレートの内容の質が担保されない**

　だからこそ、テンプレートを作成する前に、体制を整備しておく必要があるのです（**図2**）。なお、作成基準や作成手順は、定期的に内容を確認し、更新していきます。

Check
テンプレートの内容の質が担保されないと「標準化をめざしているのに人によってとらえかたが異なる」「効率化を目指しているのに、かえって手間が増える」などの本末転倒な状況が生じます。

Check
各部署が独自に作成・改変できないよう、「事前審査なしには作成できない」しくみにしておくとよいでしょう。

図2 テンプレート作成のながれ（当院の例）

看護部に申請
- 作成したいテンプレートの内容と理由、目的（標準化・効率化か、統計への活用か）を申請書にまとめる
- テンプレートに登録したい内容、電子カルテの「どこ」に表示させたいか、など必要事項をまとめる

フォーマットを作っておくと、申請する側もされる側もやりやすい

看護部記録委員会が審査 → 診療情報管理室が審査 ⇢ 必要時は病歴委員会でも審査 → 承認されたら、いよいよテンプレート作成を開始

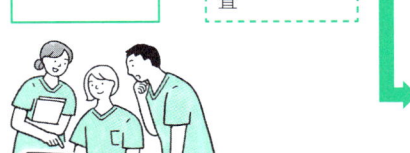

テンプレート作成が却下される理由（当院の場合）
- 看護記録基準に則っていない
- 他の記録との重複
- すでにあるテンプレートとの重複
- メモや業務手順、チェックリストのようなテンプレート

　当院で使用しているテンプレートの種類を**表1**にまとめます。この一覧には、テンプレートを使用するタイミングと、そのタイミングを定めたガイドライン・マニュアルがまとめられています。

表1 当院看護部における部署共通テンプレート一覧

テンプレート	入院時	入院72h（以内）	入院1週間（週間評価）	症状の変化	侵襲的処置時（手術など）	その他	退院時	ガイドライン・マニュアルなど
転倒転落（F欄）	●		●	●		● ・転倒転落の発生直後 ・イベント後の初回歩行時 ・転棟受け入れ時	●	医療安全管理指針
褥瘡（内科共通：F欄）	●		●	●		・状況の変化時		褥瘡対策マニュアル
栄養（内科共通：A欄）	●		●	●		・転棟受け入れ時		NSTマニュアル
嚥下（内科共通：A欄）	●			●				NSTマニュアル
特定の患者群の初期アセスメント（内科共通：A欄）	●							患者アセスメント指針
入退院支援スクリーニング（内科共通：A欄）	● 入院後72h以内					○ ・ユニットから転出時、退院の見込みがはっきりしない場合		退院・転院支援の指針 退院支援アセスメント
退院支援アセスメント：第二段階（内科共通：A欄）			●			○ ・ユニットから転出時、すぐに退院支援が必要な場合		退院・転院支援の指針 入退院マニュアル
患者・家族教育（内科共通：F欄）		●（その他：患者・家族教育時毎）				・オピオイド開始スイッチング	●	患者および家族への教育の方針
疼痛（内科共通：A欄）	○ 入院後8h以内	初期評価後	●	●				疼痛アセスメントマネジメントガイド
認知症（内科共通A欄：複合化）	●		●	●		・転棟受け入れ時		認知症・せん妄患者の看護マニュアル
デルタせん妄（内科共通：F欄）	●		●	●		・転棟受け入れ時		認知症・せん妄患者の看護マニュアル
口腔内アセスメント（A欄）	○		○					NSTマニュアル
内服自己管理（内科共通：A欄）	○							内服自己管理マニュアル
身体拘束（開始時F欄・解除検討A欄）	開始後は毎日解除検討のカンファレンスを行い、テンプレートで記載する							医療安全管理指針
タイムアウトサインアウト（F欄）					●			手術・侵襲的手技時の誤認防止
オピオイド（O欄）	○					● ・オピオイド開始スイッチング	○	疼痛アセスメントマネジメントガイド
終末期（A欄）・トータルペインの評価・患者-家族の病状理解と今後の希望・最終段階の過ごし方・看取り準備	○		○			○ ・終末期テンプレート使用フローに準ずる		患者アセスメント指針 一般病棟用緩和ケアマニュアル
鎮静使用時のスコアボード・帰宅基準（O欄）					●			処置鎮静の指針

●：入院時や定期的に、必ず実施する必要があるもの。入院時パスに組み込まれている
○：必要に応じて実施する必要があるもの
＊イベント（手術・侵襲的治療・検査・出産・急変）

© NTT東日本関東病院看護部

1 看護記録基準
2 標準看護計画
3 クリティカルパス
4 看護記録の監査
5 看護記録の教育

「患者・家族教育」テンプレートは説明内容・理解度が記載できるようにする

治療やケアにおいては、患者と家族へ説明し、同意を得る場面が多々あります。

しかし、説明した内容や説明を受けた後の理解度が、看護記録として残されていないことも少なくありません。このような記録では、カルテ開示の場面で不信感を抱かれる可能性がありますし、「説明を実施した」という事実すらあいまいになってしまいかねません。

そのため、当院の患者・家族教育テンプレートは、説明前の患者と家族の状態（学習の障壁となる要素）を評価し、どのような方法で説明を行ったのか、何のための説明なのか（ニーズ）、説明後の理解度を記載できるように組み立てられています（**資料①**）。

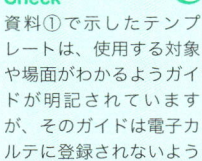

Check
資料①で示したテンプレートは、使用する対象や場面がわかるようガイドが明記されていますが、そのガイドは電子カルテに登録されないように作成されています。

「スクリーニング」テンプレートは数値化できる構成だと便利

当院では、看護師がスクリーニングを実施し、その結果によって、専門職種もしくはチームがアセスメントを行い、介入の必要性を判断するしくみとなっています（PILE MAP[→ p.8]）。

- 例：看護師が実施した栄養スクリーニングの結果が「7ポイント以下」だったら、管理栄養士がアセスメントを行う　など

例えば、栄養スクリーニングは全入院患者に実施するため、結果を数値化しておくと、管理栄養士がアセスメント対象者を特定しやすくなり、スムーズな連携につながります。そのことをふまえてテンプレートを作成しましょう（**資料②（→ p.46）**）。

「アセスメント」テンプレートは根拠に基づいた内容にするとよい

アセスメントテンプレートは、先行文献や学会が推奨する項目を使用することをお勧めします。アセスメント結果から介入計画を立案し、実際に介入結果の評価の分析に使用することもあるためです。

ちなみに、当院の転倒転落リスクアセスメントは、高・中・低リスクの3段階で評価する Morse Fall Scale[4] をベースとし、そこに「超高リスク」を加えた4段階で評価しています（**資料③（→ p.47）**）。これは、テンプレートの統計学的分析によって「転倒転落件数とアセスメントの関係性」がみられたことに基づいています。

(資料①) 患者・家族教育テンプレートの画面 (例：入院時)

テンプレート名　患者・家族教育テンプレート

> このテンプレートは、どの職種が、どの場面で、誰に対して、どのような方法で、何について教育を行ったか、そのときの学習障壁、理解度はどうであったかを、一覧表示するためのものです。行った説明、患者や家族の反応などの内容は、このテンプレートではなく、電子カルテ (SOAP欄、部門システム等) に記載してください。
> 教育の実施状況の要点がSOAPフローに表示されます。
> 教育する時は、患者と家族が積極的な参加ができるよう、気軽に質問し、率直に話すよう促してください。

記入するスタッフのためのガイドが、実際の記録に反映されることはない

◆職種　　　○医師　◉看護師・助産師　○薬剤師　○管理栄養士　○理学療法士　○言語療法士　○作業療法士
　　　　　　○その他 _____

◆場面　　　○外来　◉入院

◆対象　　　◉患者　○家族・友人など　誰に対して _____

1. 学習障壁　　○あり　◉なし

　　□身体機能　□理解力(知的能力、意識障害など)　□不安や恐怖など情緒不安定による支障
　　□教育を受けようとする意欲の不足　□日本語能力
　　□文化や宗教による教育への支障　(例：性別によって受けることができる教育に制限があるなど)
　　□その他
　　_____

2. 理解度　　◉理解できている　(説明内容の復唱や手技の実施ができる)
　　　　　　　○一部理解できている　(説明内容の復唱や手技の実施が一部できるが再度説明や練習が必要)
　　　　　　　○理解できていない　(説明内容の復唱や手技の実施ができない)
　　　　　　　○その他
　　　　　　　_____

説明前後の常用を漏れなく記録に残しておけるようになっているのが特徴

◆教育ツール　☑口頭説明　☑書面説明　使用したパンフレットなどの名称 患者用クリティカルパス
　　　　　　　□実演　□その他(DVDなど)　_____

入力が終わり、画面を切り替えると図1 (→ p.41) のようなSOAPテンプレートが完成する

◆教育ニーズ・教育内容

1. 疾病段階・治療内容　□病名　□病状(症状)　□患者目標　□治療計画
　　　　　　　　　　　　※入院時は入院から退院までの長期目標(症状やADLの程度、退院場所)を入院治療計画に記載

2. 入院中の生活　☑入院時オリエンテーション
　　　　　　　　　・ナース・コールの使用方法
　　　　　　　　　・避難経路
　　　　　　　　　・手洗いの実施方法
　　　　　　　　　・ネームバンドの装着と医療行為時に名前、生年月日で患者確認を行う方法
　　　　　　　　　・敷地内禁煙
　　　　　　　　　・貴重品の管理

3. 食事・栄養　□特別な指導なし　□治療食　☑食事形態
　　　　　　　　□その他
　　　　　　　　_____

4. 薬剤　□使用薬剤なし　□効果的な使用方法　□副作用の可能性
　　　　　□薬剤(市販薬を含む)・食事の相互作用　_____
　　　　　☑その他
　　　　　_____

5. 疼痛　□特別な指導なし　□安全かつ効果的な疼痛管理方法
　　　　　☑その他
　　　　　_____

6. 活動・リハビリ　□特別な指導なし　□安全かつ効果的なリハビリ手法
　　　　　☑その他
　　　　　_____

7. 医療機器・インプラント　☑使用なし
　　　　　□ _____ に関する安全かつ効果的な使用方法
　　　　　□その他
　　　　　_____

8. 感染予防　□特別な指導なし　☑その他
　　　　　　マスク着用　手指衛生

9. 退院後の緊急時対応　□処置の方法　□受診の方法　□緊急時の連絡先

10. 退院後次回受診日　□次回の受診日の説明

11. 転院時の緊急時対応　□転院の方法　□緊急時の連絡先

© NTT東日本関東病院看護部

資料② 当院におけるスクリーニングテンプレートの画面（例：栄養スクリーニング）

【簡易栄養状態評価表　MNA－SF】

A　過去3ヶ月間で食欲不振、消化器系の問題、そしゃく・嚥下困難などで食事量が減少しましたか？
- ○0）著しい食事量の減少
- ○1）中等度の食事量の減少
- ◉2）食事量の減少なし

B　過去3ヶ月間で体重の減少はありましたか？
- ○0）3kg以上の減少
- ○1）わからない
- ○2）1〜3kgの減少
- ◉3）体重減少なし

C　自力で歩けますか？
- ○0）寝たきりまたは車椅子を常時使用
- ○1）ベッドや車椅子を離れられるが、歩いて外出はできない
- ◉2）自由に歩いて外出できる

D　過去3ヶ月間で精神的ストレスや急性疾患を経験しましたか？
- ◉0）はい　　○2）いいえ

E　神経・精神的問題の有無
- ○0）強度認知症またはうつ状態
- ○1）中程度の認知症
- ◉2）精神的問題なし

F　F1：BMI(kg／m²)　または　F2：ふくらはぎの周囲長(cm)
　　BMIが測定できる方は、F1のみに回答し、F2には記入しないでください。
　　BMIが測定できない方は、F1の代わりにF2に回答してください。

　　F1：BMI(kg／m²) [23.3]　(身長 [170.3]　cm 体重 [67.6]　kg) F2：ふくらはぎの周囲長 [　] cm
　　　　　　　↓　　　　　　　★★以下から選択★★　　　　　　　　↓ ○左　○右

- ○F1 0）BMIが19未満
- ○F1 1）BMIが19以上、21未満
- ○F1 2）BMIが21以上、23未満
- ◉F1 3）BMIが23以上

- ○F2 0）ふくらはぎの周囲長が31cm未満
- ○F2 3）ふくらはぎの周囲長が31cm以上

合計 [12]　　　ポイント（最大14ポイント）

- 12－14ポイント：栄養状態良好
- 8－11ポイント：低栄養のおそれあり（At risk）
- 0－7ポイント：低栄養　→管理栄養士が栄養アセスメントを実施

専門職の介入の必要性を数値で客観的に示しておくと、スムーズな多職種連携につながる

© NTT 東日本関東病院看護部

資料③ 当院におけるアセスメントテンプレートの画面（例：転倒転落アセスメント）

評価タイミング
- ○ 外来評価
- ○ 入院前評価
- ◉ 入院時
- ○ 3時間を超える安静を要するイベント直後（手術・処置鎮静）
- ○ イベント後（手術・処置鎮静）の初回歩行時
- ○ 透析後
- ○ 歩行に影響を与えるバランス感覚・筋力・体力の低下・歩行状態の変化時
- ○ 転倒の危険性を正しく認識するために影響を与える認知・精神状態の変化時
- ○ 転棟後（ユニット←→病棟など）
- ○ 前回の評価から7日後（週1回の定期評価）
- ○ 転倒転落の発生直後
- ○ 退院時

評価日時 　2024-10-23　　時間 11 : 10

1. 転倒歴 （1年以内の転倒歴を確認、覚えていない場合はなし）
- ◉ なし（0点）
- ○ あり（25点）

2. 二次的診断 （今回の入院となった疾患以外の病気を持っているか）
- ○ なし（0点）
- ◉ あり（15点）

3. 歩行補助 （伝い歩きとは壁や物を補助にしながら歩くこと、車いすは介助なしになる）
- ◉ ベッド上/看護師の介助なし（0点）
- ○ 杖/歩行器/松葉杖（15点）
- ○ 伝い歩き（30点）

4. 静脈注射またはロック中
- ◉ なし（0点）
- ○ あり（20点）

5. 足取り （弱い：椅子から立ち上がる際に、何かにつかまって立ち上がる
　　　　　損なわれている：椅子から立ち上がる際に机などを支えにしなければ立ち上がれない）
- ○ 普通/ベッド上/動かない（0点）
- ◉ 弱い（10点）
- ○ 損なわれている（20点）

6. 精神状態 （過大評価とは、一人でトイレに行けますか？の問いに看護師は無理と判断するが、「行ける」と答える患者、またはJCS1以
- ◉ 自身の能力を判断できる（0点）
- ○ 過大評価/制限を忘れる（15点）

転倒転落点数 合計 25 点

転倒転落防止介入
　転倒・転落リスク ◉ 低・中リスク（0〜40点）「転倒転落のリスク状態」看護計画立案
　　　　　　　　　○ 高リスク（45〜70点）「転倒転落のハイリスク状態」看護計画立案
　　　　　　　　　○ 超高リスク（75点以上）「転倒転落のハイリスク状態」看護計画立案

© NTT東日本関東病院看護部

Point③ 作成したテンプレートを分析につなげる

　テンプレートを作成し、看護の標準化や記録の効率化を図ることができたら、次は分析への活用です。テンプレートにより標準化された看護や記録を分析することによって、パンフレットの改訂や、看護の質の向上や業務改善に活かすことができます。

　以下の視点でチェックしていきます。

- ●どのような状況でテンプレートを活用しているか(活用されていないのは、どのような状況か)
- ●テンプレートの、どの内容が活用されているか(活用されていないのは、どのような内容か)

Check
必要なときに、正しくテンプレートが活用されているかがわかります。

Check
看護ケアの傾向がわかります。

分析は「改善のための方針」を決めてはじめて完了する

　当院には品質保証室があり、医療と看護の質の維持・向上を図るために、さまざまな活動を行っています。その活動の1つとして、QI(Quality Indicator:クオリティインディケーター)の分析があります。品質保証室による分析結果は、**表2**のような項目としてまとめられ、関係部署に提示されます。この分析のデータとして用いられるのが、テンプレートに記載された内容なのです。

Check
QIは医療の質を数値化し、量的に評価するための指標です。ドナベディアンモデル(構造・過程・結果の3側面から評価する)がよく知られています。

表2 QI分析結果として示される項目

- ●指標の意味・意義・外部データとの比較可能性
- ●現在の問題点
- ●指標に関連する根拠(ガイドラインや文献など)
- ●取り組みと取り組み期間
- ●分母と分子の定義(情報源と情報収集方法も含む)
- ●現状値(または推測値)と目標値
- ●結果(過去と現在の数値に関するグラフや表、バリデーション)
- ●結果分析
- ●結果分析に基づく今後の方針

栄養スクリーニングテンプレートを用いた分析例

　当院では「入院後24時間以内の栄養スクリーニング（看護師）」で低栄養と判断された場合は、「入院後72時間以内の栄養アセスメント（管理栄養士）」を行い、NSTによる栄養管理につなげることとしています。しかし、これらが徹底できていないこと、栄養スクリーニング項目のチェック漏れが多いことが問題となっていました。

　そこで、テンプレートのデータから「栄養スクリーニングと栄養アセスメントの実施率」を分析することになりました（図2）。その結果をもとに今後の方針が立てられ、それがスタッフに周知されることで、栄養管理の質が高まります。記録の分析が看護ケアの質向上につながることが、よくわかる例だと思います。

図2　テンプレート分析からわかる栄養スクリーニングと栄養アセスメントの実施率

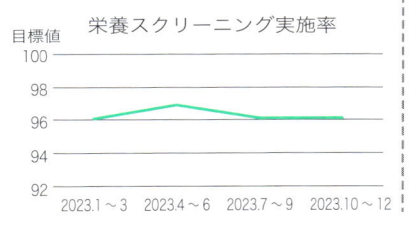

栄養スクリーニング
実施率（看護師）

分子　このテンプレートで
　　　評価されていた患者数
────────────────
分母　入院患者数

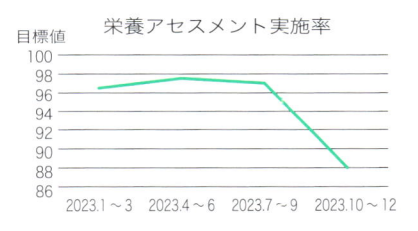

栄養アセスメント
実施率（管理栄養士）

分子　栄養管理に関する別のテンプレートで
　　　アセスメントされた患者数
──────────────────────────
分母　このテンプレートで
　　　「7ポイント以下」だった患者数

- 栄養管理の場合、「スクリーニング」「栄養管理計画書」という2つのテンプレートが用いられている
- これら2つの入力状況から、ここまでの分析が可能となる

DX というけれど

　近年、DX という言葉をよく耳にするようになりました。

　DX は、デジタルトランスフォーメーション（digital transformation）の略ですが、「DT」ではなく「DX」と表記されるのは、「trans」には「across」という意味があり、欧米ではこれを「X」と略すことがあるためといわれています。

　DX はデジタル技術を使った変革であり、単にデジタル技術を導入することが目的ではありません。デジタル技術の導入はあくまで手段であり、その技術を導入することによって「何が達成されるか」を明確にしておく必要があります。

　例えば、通信機能つきバイタルサイン測定器の導入について考えてみましょう（→ p.5）。この測定器の導入には、以下の 2 つの目的があります。

　❶**タイムリーな記録による他職種との情報共有**

　❷**転記による記録間違いの防止**

　バイタルサインは、医師にとっては「治療内容の変更にかかわる重要な情報」、理学療法士にとっては「リハビリ実施の可否を判断する重要な情報」です。そのため、治療の遅延につながらないよう、正確な測定値を迅速に把握したいと考えているでしょう。しかし、看護師が「バイタルサインを測定して即座に記録を残している」とはいいがたいのではないでしょうか。

　以下に、当院における「バイタルサインの測定時間と記録時間」をまとめた図を示します。導入前と導入後の違いを把握し、「技術導入によって達成されるべき目的が、きちんと果たされた」ことを確認するまでが、DX なのです。

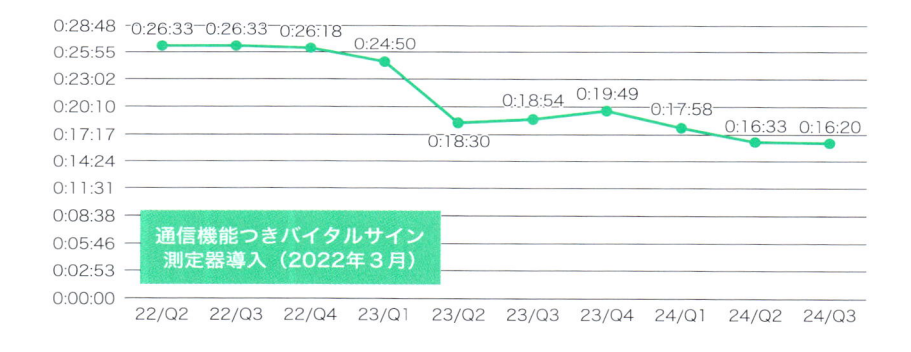

（松田充子、鬼澤　愛）

▼文献
1）日本看護協会：看護記録に関する指針．https://www.nurse.or.jp/nursing/home/publication/pdf/guideline/nursing_record.pdf（2024.11.7 アクセス）．
2）医療情報システム開発センター：看護実践用語標準用語マスター．
　　https://www2.medis.or.jp/master/kango/index.html（2024.11.7 アクセス）．
3）日本看護業務研究会：HCbooks 特徴．https://www.jasni.or.jp/html/jasni-hcbooks.html（2024.11.7 アクセス）．
4）Morse J. Preventing patients fall. SAGE Publications, Thousand Oaks；1997.
5）日本診療情報管理学会：診療情報の記録指針 2021．https://jhim-e.com/pdf/data2021/recording_guide2021.pdf（2024.11.7 アクセス）．
6）大久保清子，坂本すが編著：情報を地域につないで多職種連携がうまくいく看護記録の活用術．メディカ出版，大阪，2018．

Part 3

クリティカルパス
を整える

クリティカルパスは「分析し、現場の質向上に寄与する」ために運用されています。看護記録も「分析し、看護の質向上に寄与していく」ことを目的として記載しています。つまり、**クリティカルパスと看護記録の目的は同じ**である、ということです。

クリティカルパスを看護記録として活用すると、看護記録の正確性が向上するだけでなく、看護の質測定のための物差しとしても活用できます。

逆に、クリティカルパスを看護記録として活用すると、アウトカム評価やバリアンス記録の正確性が向上します。その結果、クリティカルパス分析の精度が上昇し、施設全体の質向上のデータとして活用できるようになります。クリティカルパスと看護記録の親和性は、とてもよいのです。

クリティカルパスを看護記録として活用するために、クリティカルパスに関すること、看護記録に関すること、クリティカルパスと看護記録の双方に関することの何を整備することが必要か、一緒に考えていきましょう。

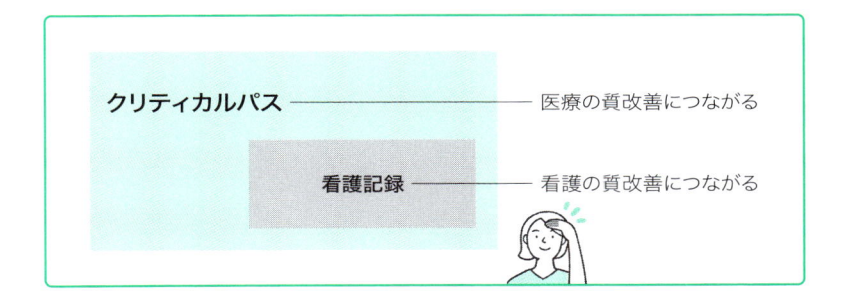

クリティカルパスとは

 Point① **クリティカルパスはチーム医療の実践に役立つツールである**

クリティカルパスは、良質な医療を効果的、かつ安全、適正に医療チームで提供するための手段として開発されました。

クリティカルパスのデータを測定・活用することにより、診療の標準化、根拠に基づく医療の実践（evidence–based medicine：EBM）、インフォームドコンセントの充実、業務の改善、チーム医療の向上などの効果が期待されています。

クリティカルパスは、**医療者用パス**と**患者用パス**に分かれています。医療者用パスと患者用パスの両方がそろって、クリティカルパスといえます。

しかし、電子カルテになってから、アウトカムと観察・介入の関係がわかりにくくなりました。そのため、当院では、アウトカムと観察・介入の関係性を理解できるように、パスごとに**図1**のような診療用パス（アセスメントシート）を作成し、これをもとに患者用パス（**図2**）を作成したり、電子カルテ上の医療者用パスを入力したりしています。

図1 当院で用いている診療用パス（アセスメントシート）の例

日付	アウトカム	判断基準	観察	介入	指導・管理料
	疾患・治療について疑問・不明点がない	不明点【適正値：なし】	不安（各勤務） 不明点（各勤務）	<検査> 鼻腔Mスクリーニング 口腔外科受診	<加算> 入退院支援加算1＋入院支援加算 薬剤管理指導料 病棟薬剤診療実施加算 総合機能評価加算 肺血栓塞栓症予防管理料 入院栄養食事指導料（術前） 拘束ゼロ化取り組みの説明と同意書 せん妄ハイリスク患者加算 褥創対策に関する診療計画書 転倒転落説明同意書 周術期等口腔機能管理料
入院日	循環動態に問題がない	収縮期血圧【適正値：≧ 80 かつ ≦ 180mmHg】 拡張期血圧【適正値：< 90mmHg】 脈泊数【適正値：≧ 50 かつ ≦ 140回/分】	拡張期血圧（日勤） 拡張期血圧（日勤） 脈拍数（日勤）	血圧、脈拍測定 呼吸数測定 体温測定	
	呼吸状態に問題がない	SPO2【適正値：≧ 95%】	SpO2（日勤）	入院診療計画書の説明	
		呼吸数【適正値：≧10かつ≦25回/min】	呼吸数（日勤）	ネームバンド装着	
		呼吸困難【適正値：なし】 咳嗽【適正値：なし】	呼吸困難（日勤） 咳嗽（日勤）	同意書の確認 薬剤指導（薬剤師） 持参薬確認（薬剤師） 術前オリエンテーション	
	体温に問題がない	体温【適正値：< 37.0℃】	体温（日勤）	手術室看護師術前訪問	
	疼痛のコントロールができている	NRS【適正値：≦ 3/10】	疼痛程度（NRS）（各勤務）	呼吸訓練 21時以降絶食 不眠時睡眠剤与薬 眠前センジピン2錠内服	患者家族教育テンプレート 簡易栄養状態評価表MNA−SF 嚥下障害スクリーニング 特定の患者群の初期アセスメント 入退院支援スクリーニング デルタせん妄アセスメント 褥創対策に関する診療計画書 転倒転落スクリーニング 疼痛スクリーニング
	転倒・転落しない	転落【適正値：なし】 転倒【適正値：なし】	転倒（各勤務） ふらつき（各勤務） 転落（各勤務帯）	転倒予防ケア 転倒予防指導	

日別のアウトカムとアウトカム達成となる判断基準（患者状態）と適正値
※判断基準は観察項目の中からアウトカム達成のために重要な観察項目

アウトカム達成のために必要な治療・検査・観察・介入

日別に行うアセスメント、取得できる指導・管理料など

© NTT 東日本関東病院看護部

図2 当院で用いている患者用パスの例

胃全摘出術を受けられる　患者さんへ

いぜんてきじゅつ

入院当日は　　時頃までにお越し頂き手続きをして下さい
　　その後　　　病棟スタッフコーナーにお越し下さい

NTT東日本関東病院　外科
2023年3月更新

予定入院期間　17日間

患者に伝えるアウトカムは医療者用アウトカムを包括的に

	入院前・外来	入院日・手術前日	手術当日（手術前 / 手術後（HCU入室））	術後1日（HCU→病棟）	術後2日	術後3日	術後4日	術後5日	術後6〜13日	術後14日（退院前日）	術後15日（退院日）
月日	/	/	/	/	/	/	/	/	/	/	/
目標	入院準備ができる	精神的・身体的に手術に臨む準備が整う	血圧・脈拍・呼吸に異常がなく、離床に向かうことができる	食事開始の準備が整う（①発熱なく、食事が開始できる②食事指導を受けて、食事の食べ方がわかる）					退院後の日常生活について自己（または家族）管理が出来る		

< 入院生活に必要な物 > ・常用薬・薬手帳・前開きパジャマ（有料で入院セットとしてレンタルパジャマ・バスタオル・フェイスタオルのサービスも行っています）・下着・ティッシュペーパー・転ばない為に履き慣れた靴（足全体を覆える靴）・洗面用具（歯ブラシ・コップ・洗面タオル）・シャワー道具（シャンプー、ボディーソープ、バスタオル等）・イヤフォン（大部屋テレビ視聴の場合）　※2階コンビニで購入可能です。・筆記用具　※2階コンビニで購入可能です。ドライヤーは貸出可能です。

< 必要な物 > ・手術同意書・麻酔同意書・輸血同意書・肺血栓塞栓症予防問診票を担当看護師へ提出してください　（外来で説明された場合のみ）

< 手術に必要な物品（名前を書いてください）> ・バスタオル1枚・呼吸訓練器具・腹帯2枚（必要な場合のみ）・紙袋1枚（パジャマと洗面用具用入るくらいの大きさ）・術後は、吸い飲みまたはストロー付きコップがあると便利です）

この入院計画表は、入院時点で予想されるものであり症状経過に応じて変更になる場合がありますのでご了承ください。入院時に持参してください。

入院前説明での必要な内容

入院中の生活の変化と患者に協力してもらうことを中心に

© NTT東日本関東病院看護部

ちょっと詳しく

パス活動に多職種を巻き込むコツ

　クリティカルパスは本来チーム医療推進のツールなのですが、看護師だけが頑張っていることはありませんか？　看護師以外の職種を巻き込むコツをお伝えしましょう。キーワードは「職種ごとにパス活用の目的は違う」ということです。

　当院の場合は、リハビリテーション科はリハビリテーションに関する加算の取り漏れ防止や介入の必要な患者を見逃さないため、栄養部は病態にあった食種の提供と加算の取り漏れ、病名間違いの防止、薬剤部は薬剤の適正使用の推進、余剰在庫の防止、放射線科は問い合わせ業務の削減、撮影部位、タイミング間違いの防止と看護師とは違う専門職の視点でクリティカルパスを活用しています。そのため、各職種にとってのクリティカルパスのメリットを最大限に生かせるように、クリティカルパスの縦軸には「薬剤計画」「リハビリ計画」「食事計画」と職種ごとの標準計画を表示できるようにも工夫しています。

　また、医師に対しては、「便利だから」「楽をしたいから」と、オーダーセットを第一目的に挙げています。パスへの入り口はそれでよいと思います。医療のリーダーである医師が、クリティカルパスで診療計画を作成してくれるだけで、予定や方向性ははっきりします。便利さを感じてもらえた後にパス分析結果などをみせて「こんなこともできますよ」と次のメリットを伝えて少しずつ理解を深めてもらっています。

　どんなに話しても、パス概論のようなパスのメリット全部を理解してもらうのは難しいでしょう。各職種にとっての課題を解決できるツールとしてパスが役立つことを実践的に伝えていくことが多職種を巻き込むのに最も近道だと思います。

クリティカルパスを整える前に

Point① クリティカルパス適用条件に合致する標準看護計画を反映させる

　クリティカルパスを「目標に向けて実施する検査・治療・看護などを時系列に整理した診療計画」[1]ととらえると、各専門職の標準計画の集合体と考えられます（図1）。クリティカルパス委員会が多職種で構成されているのは、そのためです。

　看護職の視点でみると、クリティカルパス適用条件に合致する標準看護計画を掲載する必要があるわけです。

　当院では、看護ケア基準、電子カルテに掲載されている標準看護計画、クリティカルパスのアウトカムとケア（観察、介入）の整合性を図っています。

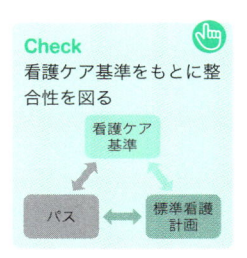

Check
看護ケア基準をもとに整合性を図る

図1 クリティカルパスと各職種の標準計画

入院日		退院日
	医師：治療計画	
	看護師：看護計画	
	理学療法士：リハビリ計画	
薬剤師：指導計画	薬剤師：指導計画	薬剤師：指導計画
	MSW：退院支援計画	
	栄養士：食事指導計画	

クリティカルパスは各専門職の標準計画の集合体

Point② クリティカルパスの時間軸に沿った看護計画を整える

　看護計画の特徴は「手術・治療・検査などを中心として、クリティカルパスの開始から終了までに、患者状態の変化に合わせた病期（時間軸）がある」ことです。

　当院ではHCbooks[2]をもとに看護ケア基準が作成されています。標準看護計画もHCbooksに基づいているため病期が設定されていることから[2]、時間軸の必要なクリティカルパスに活用できます。

Check
HCbooksは、疾患ごとに「症状・治療・病期」別のセットが組まれているのが特徴です。

Point③ 「アウトカムごとのミニセット」で組み立てる

　クリティカルパスの最終目標は「クリティカルパス内外で実践されたことをデータとして測定・分析し、医療の質向上に活用すること」です。そのためには、データが取得できるようにアウトカム志向で作成し、かつアウトカム評価がぶれないようにしておく必要があります。

　そのため当院では、アウトカムごとに誰が評価しても「アウトカム評価が同じ」になるように、判断基準とアウトカム達成に必要なケアのミニセットを作成し、病期に合わせてミニセットを組み合わせる形でクリティカルパスを組み立てています（**図2**）。

Check
アウトカム志向とは「アウトカムを中心にケア計画を組み立てる」ことです。看護ケア基準もアウトカム志向で作成しておくと、クリティカルパスへ活用できます。

図2 アウトカムごとの「ミニセット」の構造

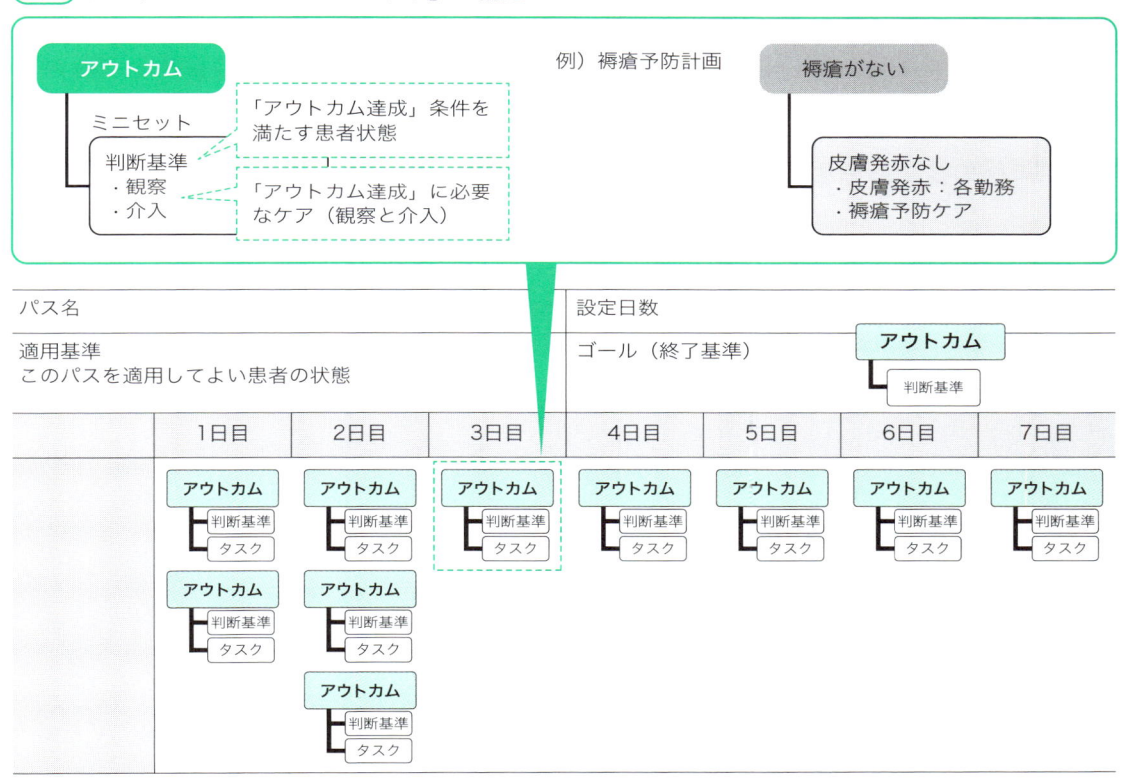

🔍 ちょっと詳しく

判断基準の設定が記録量に影響する

クリティカルパスの判断基準は、看護記録のアセスメントに該当します。

アウトカムの達成・未達成は患者状態の総合評価によって判断されますが、そのなかから「これだけは絶対！」という患者状態を抽出することが大切です。クリティカルパスの作成は、医療者がふだん何気なくベッドサイドで考えていることを整理し、言葉にしていく作業でもあるのです。

初めて「アウトカムと判断基準のミニセット」でクリティカルパスを作成するときにやってしまいがちな失敗は、「判断基準に、アウトカムに関連する観察項目をすべてセットしてしまうこと」です。

アウトカム達成と評価できるのは「判断基準が、すべてアウトカム達成のための条件値内になっている」ときだけです。つまり、判断基準の数が多ければ、なかなかアウトカム達成とならず、「クリティカルパスの計画通りではないことが起きている」として記録しなければならなくなります。アウトカムの数も同様です。

特に判断基準の設定は記録量に大きく影響しますので、よく吟味して設定することが記録時間の削減にもつながります。

▋ 観察項目の設定方法が「効率化」「分析・情報共有のしやすさ」実現のカギ

当院のクリティカルパスでは、アウトカムにセットするケアのうち、観察は「事実が記載できる項目」を設定しています。

入力項目は増えますが、最終的に記録の効率化（書くべきことを書き、無駄な記録を省く）、正確な情報共有の簡易化につながり、看護の質の担保になります。

> **Check** 👆
> このような項目設定にしておくと、客観的な量的分析（数値データに基づく分析）が可能となります。看護記録のアセスメントにもつながります。

🔍 ちょっと詳しく

観察項目には観察した事実を記載する

「麻痺」の観察項目を例に挙げて説明します。

よく"入院時と麻痺の変化がないことを記録したいから"と、「麻痺の変化の有無」という観察項目を設定しているパスをみかけます。しかし、麻痺の変化は「麻痺の状態を観察した」ことから導かれる観察者のアセスメントであり、事実（麻痺が本当に変化していない＝麻痺の状態という事実）は、観察者しか知りませんから、観察した事実を叙述型記録に記載していることが多いのではないでしょうか。

アセスメントである「麻痺の変化」を観察項目欄に記載することは、叙述型記録を減らし、情報共有するためには便利です。しかし、麻痺の状態の「事実」がないと情報の正確性に欠けます。また、麻痺の状態を叙述型記録に記載しているのでは、記録を減らすこともできていません。

アセスメントは、根拠に基づき、専門職としての判断を記載することですから、観察項目に「徒手筋力測定（MMT）の結果」と「麻痺の変化の有無」の2つを設定しておけば、麻痺の状態の事実と麻痺の変化に対するアセスメントの両者が記載できるため、記録の削減・情報の正確性・情報共有の簡易化につながり、一石三鳥となると考えます。

Point④ クリティカルパスを「単なる記録ツール」で終わらせない

クリティカルパスの運用目的は、分析し、現場の質向上に寄与することです。看護記録も同様で、分析し、看護の質向上に寄与することが運用目的であると『看護記録に関する指針』で明記されています。つまり、**クリティカルパスと看護記録の目的は同じ**なのです。

クリティカルパスを看護記録として活用することは、看護記録の正確性の向上とともに、看護の質測定の物差しとして活用することにつながります。

また、クリティカルパス側からも同様です。クリティカルパスを看護記録として活用してもらうことは、アウトカム評価やバリアンス記録の正確性向上につながるため、パス分析の精度を上げ、自施設全体の質向上のデータとして活用することにつながります。

クリティカルパスと看護記録の親和性は、とても高いのです。

 ちょっと詳しく：Extra

改善を重ねるためにパス分析が重要

患者の異常により、クリティカルパスで設定したアウトカムを達成できなかった場合、予防策として実施できることはないか、発生時にはどのような対応を行うべきか考え、今後の標準看護計画・クリティカルパスに反映させる点の有無を検討します。そのために実施するのが、パス分析です。

クリティカルパスは「作成したら終わり」ではありません。常に見なおし、改善を重ねていくことが、よいサイクルを回すことにつながります。

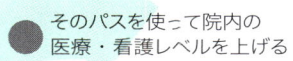

そのパスを使って院内の
医療・看護レベルを上げる

● パスの中身が
標準化される

● 現在のパス

クリティカルパスの作成手順

アウトカム志向のクリティカルパス作成のポイントは、その名のとおり「アウトカム中心で考えていくこと」です。しかし、日々のアウトカムをいきなり決めていくことは困難で、また全体の整合性が取れなくなります。

ここからは、クリティカルパス作成の基本手順と注意事項をまとめます。

Check
図1にクリティカルパスの形式を示しますので、参考にしてください。

図1 クリティカルパスの形式

パス名				設定日数			
適用基準 このパスを適用してよい患者の状態				ゴール(終了基準) このパスが終了するときの 目標とする患者の状態			

	1日目	2日目	3日目	4日目	5日目	6日目	7日目
アウトカム	その日が終了するときの目標とする患者の状態						
判断基準	その日のアウトカムが達成していると判断するための患者の状態						
観察 (回数)	アウトカム達成のために必要な観察項目						
介入 (役割)	各専門職が役割ごとに その日のアウトカムを達成するために必要な介入項目						

◀ **Point**
設定されるアウトカムはゴールを達成するために必要なアウトカム

◀ **Point**
判断基準以外でも総合的に評価するために必要な項目など

Step① 作成するクリティカルパスの「条件」を決める

作成するクリティカルパスの設定日数は、作成したいクリティカルパスの疾患や術式・治療から、DPC II 期間を参考にして設定します。

しかし、クリティカルパスは、主に術式や治療で作成するため、対応するDPC が複数存在します。その場合は、自施設で多く選ばれている DPC を参考にするとよいでしょう。

Check
当院は DPC 対象病院であり、II 期を基準としています。

🔍 ちょっと詳しく

DPC/PDPS は「診療報酬の算定」に用いられる概念

DPC/PDPS(Diagnosis Procedure Combination / Per-Diem Payment System:1 日当たりの包括支払い方式)は、入院患者の治療内容を「診断群分類」を用いて分類し、その分類ごとに医療費を計算する制度です。

同じ疾病・治療法であれば、検査や投薬量が異なっていても、原則として定額の報酬を医療機関に支払う、というのが基本的な考え方になります。

Step② クリティカルパスの「適用基準」を設定する

適用条件に合わせて、看護計画としてのアウトカムを設定する必要があります。そのため、手術や治療の適用基準だけにならないように注意が必要です。

Check
例「認知症の場合は？」
「合併症の許容範囲は？」
など

 Step③ クリティカルパスの「終了基準」を設定する

クリティカルパスが終了するときの患者状態です。終了時＝退院予定日であれば、「退院可能な患者状態＝終了基準」となります。

主には、退院時のアウトカムのなかから、退院時に必ず達成しておく患者状態を選びます。また、治療として必要な患者状態もあります。

Check
退院時に必ず達成しておく患者状態の例：ドレーン抜去後2日以上経過している、など。

 Step④ かかわる「職種」を洗い出す

クリティカルパスは、各専門職の標準計画です（→ p.54）。かかわる職種を洗い出し、多職種チームで作成を進めていきます（表1）。

表1 クリティカルパス作成にあたってかかわる職種

職種	役割
医師	「最善の治療」プロセス管理の実施者 →治療視点のアウトカムと判断基準を示す。特に、治療プロセスで重要なアウトカム
看護師 ◀ 多職種連携の調整役	「治療上必要な正確なアセスメント」に基づくケアの提供者 →患者・家族の視点に立った患者用パスの作成支援、看護（生活）の視点を活かした退院基準（最終アウトカム）の提案を行う
薬剤師	薬剤管理の専門家 →薬剤使用の適正化（投与基準など）、適正なタイミングでの服薬指導、採用薬の変更や対象加算取得の推進を行う
管理栄養士	栄養管理の専門家 →適正な食事内容・食事変更、適正なタイミングでの食事指導、対象加算取得の推進を行う
臨床検査技師、診療放射線技師	検査の専門家 →合理的な検査計画の立案（検査の必要性・妥当性、検査の特異度・感度の提示）を行う
リハビリテーションセラピスト（PT・OT・ST）	リハビリテーションの専門家 →術後リハビリテーション計画立案の標準化、早期リハビリテーションの検討・介入、対象加算取得の推進を行う
診療情報管理士	診療情報管理の専門家 →クリティカルパス作成に対する妥当な設定日数の提案を行う
医事課	診療報酬の専門家 →DPC 他院とのベンチマークから、パス改善点の提案を行う

Step⑤ 終了基準達成のための「日々のアウトカム」を設定する

　設定するアウトカム＝終了基準を達成するために必要なアウトカムか確認します。
　かかわる職種全体のアウトカムになるよう設定するのがポイントです。

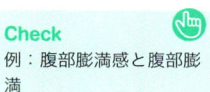
Check
看護師（看護）だけのアウトカムにならないように注意します。

 Step⑥ アウトカム達成のための「観察・介入」を決定する

　本当に「アウトカム達成に必要なケアか？」という視点で検討しましょう。この視点は、**慣習となっているケアの見なおし**につながります。
　また、観察項目を設定する際には、文献などを確認し、「観察していることが人によって違う」とならないように注意が必要です。

Check
例：腹部膨満感と腹部膨満

Step⑦ 「判断基準とアウトカム達成の基準値」を設定する

　最後に、アウトカム達成のために必須となる**判断基準（患者状態）**とアウトカム達成の基準値を設定します。
　この際、「観察項目すべてが判断基準」とならないように、医師や他職種の考え、文献などを確認します。
　完成したクリティカルパスの概要を **資料①（→ p.62）** にまとめます。直接電子カルテに入力すると、アウトカム・判断基準・観察・介入の関係性や整合性がわからなくなるので、当院ではクリティカルパスごとに、必ず **資料①** のような一覧を作成しています。

 Step⑧ 完成した医療者用パスに基づいて「患者用パス」を作成する

▌患者用パスは看護の IC ツール

　患者用パスは、医療者用パスをもとに作成します。その際、医療者用のアウトカムやケアをそのまま掲載するのではなく、患者がアウトカムを理解しやすく共有できるようにすることが重要です。
　患者は、患者用パスによって、あらかじめ自らの入院期間を含めた治療計画を提示・説明されることにより、安心して医療を受けることができるようになります。そのためにも、患者用パスは、患者が理解できる表現や言葉で作成し、提示・説明するスタッフによって理解度にばらつきが生じないように整えていくことが大切です。

そこで当院では、患者用パス作成時の注意事項をまとめ、定型文を一覧化し、どの患者用パスにおいても同じ標準化された文言を使用するようにしています。

イラストを使わなくても、わかりやすい患者用パスはつくれる

　当院で使用している患者用パスを資料②（→ p.64）に示します。患者の入院前説明に同席できなかった家族が、自宅で患者用パスを確認することも考えて、あえてイラストなどは省き、大事なこと・注意事項などをしっかり記載しています。

　また、入院診療計画書と患者用パスを分け、患者や説明する外来看護師（メディカルアシスタントも含む）の意見をすぐに反映、修正できるようにしています。

　パス委員会へパス申請があった際には、入院支援部門の看護師に内容・文言を確認してもらっています。これは入院前に患者用パスを使って説明する中心人物は入院支援部門の看護師なので過不足がないようにするためです。

　入院時は患者に患者用パスを持参してもらい、病棟看護師は入院支援部門の看護師が、患者ごとの注意点や説明内容を追記した患者用パスを、患者と一緒に確認しています。

　当院では、患者用パスは継続看護の基本であり、看護のインフォームドコンセントの重要なツールとして活用しています。

Check
当院の患者用パスは、備考欄が充実しているのが特徴です。必要物品や必要な書類など、意外と失念しがちなことが、備考欄にまとめられています。

ちょっと詳しく：Extra

多職種、多委員会でするパス審査

　パス作成後はパス審査を行います。パス審査は多職種で行いますが、審査にコメディカルが参加できていないのが現状ではないでしょうか。当院では、**下表**のような視点で多職種にパス審査にかかわってもらっています。

　さらに、パスは標準看護計画でもあるので、パス委員会の看護部メンバーは記録委員でもあり、院内略記集にない診療科・病棟オリジナル用語や、部門システムを使った記録方法など、記録に関して院内ルールと違う場合は記録委員会に審議を依頼しています。

表　パス審査における職種ごとの主なパス審査の視点

医師	治療のプロセス管理者としての視点、クリティカルパス内の表現がデータとして医療プロセス改善に活用できるか
看護師	正確なアセスメント、ケアの実施者としてケアの過不足はないか
薬剤師	薬剤管理の専門家として薬剤の適正使用をしているか
管理栄養士	栄養管理の専門家として治療に適正な食種、提供タイミングとなっているか
臨床検査技師 診療放射線技師	検査の専門家としての安全、コスト、適正な検査方法か
リハビリテーションセラピスト	リハビリテーションの専門家として早期リハビリテーションへ入 廃用性萎縮の回避・機能改善になるのか
診療情報管理士	診療情報管理の専門家として DPC とクリティカルパスの整合性はとれているか
医事	医事の専門家として無駄なコスト、取得できる加算と加算取得のために必要な記録はあるか

（資料①）診療用パスの例（一部抜粋）

胃全摘出術

	適応基準（必須項目）	終了基準（必須項目）	設定日数：17 日間 （術後 16 日間） DPC Ⅱ期間〜 21 日
	胃悪性腫瘍患者	体温に問題がない(CI) 腹部症状・所見がない(CI) 創部に問題がない(CI)	

日付	アウトカム	判断基準	
入院日	疾患・治療について疑問・不明点がない	不明点【適正値：なし】	
	循環動態に問題がない	収縮期血圧【適正値：≧ 80 かつ ≦ 180mmHg】 拡張期血圧【適正値：< 90mmHg】 脈泊数【適正値：≧ 50 かつ ≦ 140 回 / 分】	
	呼吸状態に問題がない	SpO_2【適正値：≧ 95%】	
		呼吸数【適正値：≧ 10 かつ≦ 25 回 / 分】 呼吸困難【適正値：なし】 咳嗽【適正値：なし】	
	体温に問題がない	体温【適正値：< 37.0℃】	
	疼痛のコントロールができている	NRS【適正値：≦ 3/10】	
	転倒・転落しない	転落【適正値：なし】 転倒【適正値：なし】	
	褥瘡がない	皮膚発赤【適正値：なし】	
	せん妄の症状・所見がない	せん妄：【適正値：なし】	

「この状態を達成した」と
評価するためには…

「この状態をクリア」している
必要があって…

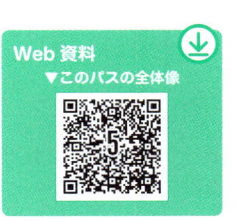
観察	介入	指導・管理料
不安（各勤務） 不明点（各勤務）	＜検査＞ 鼻腔 M スクリーニング 口腔外科受診	＜加算＞ 入退院支援加算１＋入院支援加算 薬剤管理指導料 病棟薬剤診療実施加算 総合機能評価加算 肺血栓塞栓症予防管理料 入院栄養食事指導料（術前） 拘束ゼロ化取り組みの説明と同意書 せん妄ハイリスク患者加算 褥創対策に関する診療計画書 転倒転落説明同意書 周術期等口腔機能管理料
拡張期血圧（日勤） 拡張期血圧（日勤） 脈拍数（日勤） SpO₂（日勤）	血圧、脈拍測定 呼吸数測定 体温測定 入院診療計画書の説明	
呼吸数（日勤） 呼吸困難（日勤） 咳嗽（日勤）	ネームバンド装着 同意書の確認 薬剤指導（薬剤師） 持参薬確認（薬剤師） 術前オリエンテーション 手術室看護師術前訪問	
体温（日勤） 疼痛程度（NRS）（各勤務）	呼吸訓練 21 時以降絶食 不眠時睡眠剤与薬 眠前センノシド 2 錠内服	患者家族教育テンプレート 簡易栄養状態評価表 MNA-SF 嚥下障害スクリーニング 特定の患者群の初期アセスメント 入退院支援スクリーニング
転倒（各勤務） ふらつき（各勤務） 転落（各勤務帯）	転倒予防ケア 転倒予防指導	デルタせん妄アセスメント 褥創対策に関する診療計画書 転倒転落スクリーニング 疼痛スクリーニング 認知症ケア評価（必要時）
皮膚発赤（日勤）	臍処置 除毛 シャワー浴 褥瘡発生予防指導	
	理学療法・作業療法開始（術前評価） 昼：常食　夕食：流動食	
せん妄（各勤務）		

クリアするために
「見るべきこと」と…

クリアするために
「やるべきこと」がある…

© NTT 東日本関東病院看護部

胃全摘出術を受けられる患者さんへ

入院当日は 時ごろまでに入院窓口にお越しいただき、手続きをしてください。その後、病棟スタッフコーナーにお越しください

	入院前・外来	入院日・手術前日	手術当日 手術前	手術当日 手術後（HCU入室）	
月　日		／		／	
目標	入院準備ができる	精神的・身体的に手術に臨む準備が整う		血圧・脈拍・呼吸に異常がなく、離床に向かうことができる	
治療　処置　内服	手術前呼吸訓練 口腔外科受診があります	手術着をお渡しします 必要な場合、看護師が除毛・臍処置をします 寝る前に下剤を内服します 夕食時にアルジネードウォーター（2本）をお渡ししますので、手術当日の6時までに飲んでください（対象となる方のみ）	手術着に着替えて歩いて手術室に移動します（　：　）頃手術室に行きます 長い時間じっとしていると血栓が詰まりやすくなるので、フットポンプを着用し予防します（深部静脈血栓症予防） 必要な場合は6時に内服があります	持続的に点滴をします ―― 心電図モニターを胸につけます ―― 酸素投与をします 手術部位からの漏れや出血がないかを見るために管が入っています 鼻から胃へ管が入っています ―― 長い時間じっとしていると血栓が詰まりやすくなるので、機械をつけて予防します ―― 痛い時は点滴で鎮痛剤を使用します（水が飲めるようになったら内服になります）	
検査	レントゲン、心電図血液・尿検査、CT肺機能検査　など	鼻から細菌の検査をします		レントゲン検査（手術室でレントゲンを撮ります）	
活動		制限ありません病棟外へ出るときは看護師に声をかけてください		ベッド上安静、必要時看護師の介助で2時間ごとに体の向きを変えます	
食事		昼食から提供します 夕食以降の食事の注意点は麻酔科の医師より指示があります	食べることはできません水のみ6時まで飲めますが、6時以降は飲めませんうがいはできます	食べたり飲んだりはできません	
排泄		トイレに行けます		排尿するための管が膀胱に入っています	
清潔	手術に向けて全身清潔にしてくださいヒゲを剃ってくださいマニキュア、ジェルネイルは全て落としてください	除毛後シャワーで全身綺麗にしてください男性はヒゲを剃ってください	6時以降水は飲めません歯ブラシで口をきれいにしてください	看護師が洗面をお手伝いします	
説明注意事項	医師・看護師から入院・手術について説明 禁煙をしてください	看護師から入院・手術について医師から入院・手術について薬剤師からの薬剤について麻酔科医師から麻酔について手術室看護師から手術について集中治療室看護師から手術室の環境や面会について	化粧は落とし、入れ歯、指輪、時計、メガネ、コンタクト、かつら、ウィッグなどは外してください	医師から手術後の結果について	

備　考	＜入院生活に必要な物品＞　●常用薬　●薬手帳　●前開きパジャマ（有料で入院セットとしてレンタルパジャマ・バスタオル・フェイスタオルのサービスも行っています）　●下着　●ティッシュペーパー　●転ばないため履き慣れた靴（足全体を覆える靴） ＜必要書類＞　●手術同意書　●麻酔同意書　●輸血同意書　●肺血栓塞栓症予防同意書 ＜手術に必要な物品（名前を書いてください）＞　●バスタオル1枚　●呼吸訓練器具　●腹帯2枚（必要な場合のみ）

この入院計画表は、入院時点で予想されるものであり、症状経過に応じて変更になる場合がありますので

NTT 東日本関東病院　外科
2023 年 3 月更新新
予定入院期間　17 日間

	術後1日 (HCU→病棟)	術後2日	術後3日	術後4日	術後5日	術後 6～13日	術後14日 (退院前日)	術後15日 (退院日)
	／	／	／	／	／	／	／	／ － ／

食事開始の準備が整う
（①発熱なく、食事が開始できる②食事指導を受けて、食事の食べ方がわかる）

退院後の日常生活について
自己（または家族）管理が出来る

口腔外科受診

食事が開始になったら常用薬を再開します

歩行できたら外します
リハビリ・呼吸訓練を始めます

痛いときの鎮痛剤も内服になります

| レントゲン（ベッドの上で寝たまま撮ります）血液検査 | | 血液検査レントゲン | | 血液検査 | | | |

歩行練習を始めます
看護師が付き添います

歩行が安定するまでは看護師が付き添います

徐々に活動範囲を広げていきましょう
無理はできませんができる範囲で積極的に動きましょう
（合併症予防・回復の助けになります）
病棟外へ出る際は看護師に一声かけてください

飲み込みのテストをしてから飲水ができます

食事が始まります

食事は手術後の経過、検査・治療に合わせて提供します

排尿の管を抜きます
初めての尿が出たら看護師に見せてください

トイレに行けます

体を拭きます

体を拭きます
洗髪の希望があれば遠慮なく声をかけてください

体に入っている管が抜ければシャワーができます

入浴については初回外来で医師に確認してください

栄養士から食事について（1回目）

看護師から退院に向けて栄養士から食事について（2回目）

●洗面用具（歯ブラシ・コップ・洗面タオル）　●シャワー道具（シャンプー、ボディソープ、バスタオルなど）
●イヤフォン（大部屋テレビ視聴の場合）　●筆記用具　※2階コンビニで購入可能です。ドライヤーはお貸しします。

を担当看護師へ提出してください　（外来で説明された場合のみ）

●紙袋1枚（パジャマと洗面用具が入るくらいの大きさ）　●（術後は、吸い飲みまたはストロー付きコップがあると便利です）

ご了承ください。入院時に持参してください

© NTT 東日本関東病院看護部

（右側縦見出し）
1 看護記録基準
2 標準看護計画
3 クリティカルパス
4 看護記録の監査
5 看護記録の教育

看護記録としての運用

Point① クリティカルパスは「記録を簡素化するだけのもの」ではない

クリティカルパスで「記録の簡素化」といわれますが、看護記録に記録すべき内容は決まっています。看護記録でもクリティカルパスでも、書くべきことは書く必要があり、同じレベルが求められます。

> **Check**
> 看護記録は、診療報酬、医療訴訟対応などの目的ももちます(→ p.116)。

クリティカルパスでも「叙述型記録は一切不要」とはならない

先述したように、当院のクリティカルパスは、アウトカム志向で看護計画部分が作成され、日々のアウトカム評価ができる設定になっています。そのため、患者がクリティカルパスどおりの経過をたどった場合、叙述型記録が不要となる可能性があります。

そのためには、以下のような運用に関する取り決めも必要です。

- アウトカム評価結果および判断基準が、看護記録として、叙述型記録もしくは診療記録に値する機能で電子カルテ内に残ること
- 記録委員会とクリティカルパス委員会や診療記録委員会で、クリティカルパスに関する看護記録方法について合意が得られていること
- クリティカルパス適用時の看護記録の記載方法が院内マニュアルなどに明示されていること　など

当院では、アウトカム評価結果・判断基準設定値、実測値が、アウトカム評価時に叙述型記録の形式で電子カルテに自動入力されます。そのため、アウトカム達成時は追加記録が不要です。

しかし、アウトカム未達成だった場合は、患者の特性(バリアンス)として、その後の対応をも含め、叙述型記録を追記することになっています。

> **Check**
> 「アウトカム未達成」ということは、標準的な医療計画・看護計画ではアウトカムを達成できなかったことを示します。

Point② 看護記録の要件を満たすように「バリアンス記録」を書く

クリティカルパスのバリアンス記録は、看護記録の経過記録にあたります(→ p.9)。

しかし、看護師は「バリアンス記録と経過記録には差異がある」ことを理解し、クリティカルパスでも看護記録を記載しているという認識が必要です。

バリアンスは「アウトカムが達成されなかったときの事象」[3]と定義されていますから、クリティカルパス上のバリアンス記録は、アウトカムが達成さ

れなかった事実だけを記載すればよいことになります。

しかし、看護記録の経過記録は「看護を必要とする人の訴え、健康問題、治療・処置、看護実践などの経過を記録したもの」でなければなりません[1]。

そのため、同じ事象を記載する場合でも、バリアンス記録を看護記録とするためには、看護記録の要件を満たす内容を記載する必要があります（**図1**）。

図1 看護記録の要件を満たすバリアンス記録とは

アウトカム：体温に問題がない（体温 < 37.5℃）

バリアンス記録 アウトカムが達成されなかった事象なので…	看護記録 看護を必要とする人の訴え、健康問題、治療・処置、看護実践などの経過を記録したもの　なので…
O　38.0℃以上あり 　　医師指示にて血液培養2セット採取、 　　抗生剤 500mL 投与	O　医師指示にて血液培養2セット採取、 　　抗生剤 500mL 投与
	A　炎症所見上昇傾向にあり。感染疑われる
	P　モニタリング継続

看護記録の要件を満たす部分

 Point③ 看護の質改善は「適切な看護記録」があってはじめて可能となる

通常のバリアンス記録では「クリティカルパスから外れたという事実」しかわかりません。しかし、バリアンス記録を看護記録の要件に合わせて記録してもらうと、詳細なアセスメント・対応が記載され、クリティカルパスの修正・改訂に重要なデータとなります。

アウトカム未達成の場合、医療者は、アウトカム達成に向けて最善の努力をします。実は、パス分析で最も重要なデータは、この**アウトカム未達成時に行った医療行為、アセスメント、結果としての患者状態や患者の反応**です。これらの情報をデータとして収集し、クリティカルパス改訂のための参考値とします。

患者個々に「具体的にどのように対応し、最終的に患者はどうだったのか」が、今後のクリティカルパスを自院のレベルに合った最良のものへ進化させるカギとなります。

Check
この参考値がないと、クリティカルパスの改訂を繰り返しても、文献や改訂にかかわる「スタッフの経験値のパス化」から進化できません。

看護記録を整えるのは「今」かもしれない

　看護記録の方法を整えるタイミングは、社会に何らかの変化が生じた際にやってきます。紙カルテから電子カルテへ変化するとき、在院日数の短縮化によって効率性が求められるとき、そして、診療報酬改定や第三者評価などに対応するとき、などがその例です。

　紙カルテから電子カルテへ変化するときには、電子カルテに設定する用語を検討する必要があります。治療やケアの効率性に対応するためには、クリティカルパスのように標準化した記録様式を整える必要性があります。また、スクリーニングやアセスメントの結果は多職種に共有され、支援を要する患者に効率よく介入が行える方法に、記録を変更する必要もあります。さらに、診療報酬の改定や第三者機能評価による指摘があるたびに記録を見なおさなくてはなりません。

　当院では、記録の効率性と多職種連携、第三者機能評価に対応するために、当院では、看護データベースを廃止し、これまでそこに記載していた内容を「患者プロフィール（プロファイル）」に統合することとしました。統合にあたり、記載項目を検討する際には、JCI＊の評価基準や測定項目を参考にしました。

　患者プロフィールは、患者基礎情報、診療基礎情報、ケア基礎情報の３シートで構成されます。記載された記録は、看護師のアセスメントに利用されるだけではなく、手術や麻酔の申し込み文書や医師のサマリーと連動し、重複した記録を避けることができます。また、アレルギーなどのデータは、薬剤オーダーや栄養オーダーなどに連動し、間違えた指示が出せないよう制御できる項目もあります。

　看護記録を整えるためには、膨大な時間を必要とします。しかしながら、多くの施設では、副看護部長や記録委員会などにその業務が委ねられ、通常の業務と並行してその作業を行っているため、なかなかはかどらない…というのが実情だと思います。

　看護記録を整えるためには、まず看護記録のあるべき姿を考え、現状と比較しながらどのように対策を講じるか、その対策は誰がいつまでに実施するのか計画したうえで、進めていくことが重要です。もし、看護記録を大きく見なおすことを計画しているのであれば、その作業は兼任ではなく専従の担当者を配置することをお勧めします。業務を分散するのではなく、まとまった時間のなかで集中して作業をするほうが、全体を把握しながら統合的に、そして効率的に記録を整えることができるでしょう。

＊JCI：1994 年に米国の病院評価機構（JC：The Joint Commission）から発展して設立された、国際的医療施設評価機関のこと。

（村木泰子、松田充子、山田由美）

▼文献
1）日本看護協会：看護記録に関する指針 2018．https://www.nurse.or.jp/nursing/home/publication/pdf/guideline/nursing_record.pdf（2024.11.7 アクセス）．
2）日本看護業務研究会：HCBooks．https://www.jasni.or.jp/html/jasni–hcbooks.html（2024.11.7 アクセス）．
3）日本クリニカルパス学会：クリニカルパス用語解説集 第2版．サイエンティスト社，東京，2019．

Part 4

看護記録の監査を整える

　日々、看護記録を記載するなかで"この記録は適切？　そもそも必要なの？"と迷ってしまうことはありませんか。

　看護記録の監査とは、看護記録と看護の質向上を目的に、施設内で設定した記録の記載基準に則って看護実践の一連の過程が記録されているか、その記録は質・量ともに十分であるかを監査すること[1]です。

　つまり、看護記録の監査を行うことで、看護記録の目的である「看護実践を証明する」「看護実践の継続性と一貫性を担保する」「看護実践の評価及び質の向上を図る」が達成できているか評価し、看護実践が確実にできること、そして、実践したケアが確実に記録できるように改善へ導くことができます。

　実際に監査を行う際には形式監査（→ p.72）と質監査（→ p.80）の2つの方法で監査を進めていきます。

形式監査　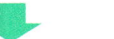 リスクマネジメントにつながる

- ●「ルールに沿って記載されているか」をみる
- ● 選定した事例を、スタッフ2名で評価し、照合
- ● 1事例10〜15分で評価できる項目に

↓

データを集計して、上期・下期の2回/年か、1年に1回、各部署にフィードバック

質監査　 看護の質向上につながる

- ●「記載内容（実践した看護）は適切か」をみる
- ● 選定した事例を書いた人（被監査者）と監査者がそれぞれ評価
- ● 1事例30分以内で評価できる内容に

↓

監査者が、被監査者と個別に面接してフィードバック

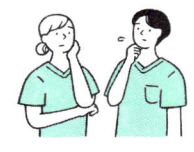

看護記録の監査とは

 Point① 看護記録の監査は、漫然と実施しても意味がない

　看護記録の監査は、医療機関における品質管理と患者ケアの向上に不可欠な過程です。この重要な作業は、看護記録の正確性、完全性、適時性を評価し、法的および専門的基準への遵守を確認することを目的としています。

　監査プロセスでは、記録の内容、形式、一貫性を詳細にチェックします。具体的には、患者の状態、実施された看護介入、その結果などが適切に記録されているかを確認します。

　また、医療用語が正確に使用されているか、記録の読みやすさ、日付や署名の漏れがないかなども重要な確認事項です。

適切な監査が、業務効率化・看護の質向上につながる

　定期的な監査を通じて、看護スタッフの記録スキルの向上、ケアの質の改善、リスク管理の強化が図られます。さらに、監査結果は教育や研修に活用され、組織全体の看護実践の向上につながります。

　看護記録の監査は単なる形式的な作業ではなく、患者安全の確保、医療の質の向上、そして看護専門職としての責任を果たすための重要な取り組みです。適切な監査システムの構築と実施は、医療機関の信頼性と効率性を高めるうえで欠かせません。

 Point② 看護記録の監査も、「量（形式）」と「質」の両面を評価する

　看護記録の監査とは、看護の質向上を目的に、設定した項目や評価基準に沿って、看護記録が記載されているか確認することです。看護記録の監査は、看護記録基準（→ p.12）の理解を深め、"書きたいことを書くのではなく、書かねばならないことを書く"ことのできる看護師の育成に寄与します。

　監査には、看護記録の適切性をみる形式監査（→ p.72）と看護の妥当性をみる質監査（→ p.80）があります（表1）。

　看護の質向上のためには、形式どおりに正しく記録されているかを見るだけでは不十分です。記録の内容、つまり、行われた看護が患者にとって最適であったのか、質監査で振り返ることが必要です。

表1 看護記録の形式監査と質監査

監査種類	形式監査	質監査
監査者	記載者自身（自己監査） 別のスタッフ（他者監査） →特に決まりはないが、当院では3年目以上の記録委員が担当することが多い	記載者自身（自己監査） →当院では、1年目看護師からベテラン看護師まで、全員が1例は行うように勧めている ラダーⅢ看護過程研修終了者（他者監査）
監査項目	形式監査表 ●外来：15項目＋常時5項目 ●病棟：36項目＋常時5項目 Web資料 ▼形式監査表 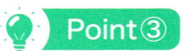	質監査表 ●外来：該当なし ●病棟：10項目 Web資料 ▼質監査表
監査数	年間患者数の5％ →特にルールはないため、自施設の状況によって設定する。ランダムに抽出してもよいし、「今月は整形外科を強化しよう」などと限定してもよい	1名／看護師／年
評価	○：記載がある ×：記載がない NA：評価対象外	○：できている（70％以上） △：ややできている（40〜69％） ×：できていない（39％以下） NA：評価対象外
方法	①部署のスタッフに形式監査を行うことを説明する ②監査者は、看護記録とその記録に対して「形式監査表（→p.74）」を用いて評価する ③評価結果を指定場所に提出する ④集計結果と改善すべき事項を部署スタッフへ報告する	①被監査者に質監査を行うことを説明する ②被監査者に「質監査表（→p.82）」を渡し、いつまでに自己評価を行えばよいかを伝える ③監査者は、被監査者の記載した看護記録を見て、質監査表にあるすべての項目について評価する ④監査者は、被監査者と監査面接を行う

💡 Point③ 帳票や諸記録の監査は、できるだけ多職種で行う

多くの施設では、定期的に診療録（カルテ）監査が行われていると思います。カルテは、患者の「診療の一連の過程を記録するもの」でもありますが、診療報酬請求のための根拠ともなります。そのため、入力漏れの有無や記載内容の精度を監査によって確認し、各部門にフィードバックしていくことが必要となります。

> **Check** 👆
> 診療録の監査は、形式監査（量的監査）は情報管理部門・事務職が、質監査は多職種によるピアレビューの形式で行われることが多いとされています。

🔍 ちょっと詳しく

監査の項目は、どう選定したらいい？

形式監査の項目を決める際には、看護記録基準に沿って記録ができていない部分、病院機能評価や保健局などの立入検査などで指摘を受けた内容を取り入れることをお勧めします。なぜなら、これらの項目は、施設の「弱いところ」と考えられるからです。

ただし、項目が多すぎてもいけません。多くの患者のカルテを監査するためには、施設の弱いところを中心に、ある程度項目を絞って設定するとよいでしょう。監査の結果、弱みとなっている記録の記載率が高くなったら、その項目から違う項目へ変更し、看護記録のさらなる改善を図ります。

形式監査のしくみの整え方

Point① 形式監査では「基準に基づいて記載されているか」をみる

形式監査とは、看護記録の記載から**看護記録方法の適切性**を、基準に基づいて評価することです。

適切な看護記録とは、以下の２つを満たすものです。

- 必要な情報や看護実践が正確に記載されている
- ルールを守って記載されている

形式監査の監査者は、施設が定める看護記録基準に基づいて、日々の看護記録を評価します。

Check
看護記録方法の適切性は「適切な看護記録」といい換えられます。

Check
看護記録のルールは施設の看護記録基準(→p.12)に定められています。

形式監査の目的は「記載漏れをなくす」こと

形式監査の目的は、全スタッフが「基準に基づいた看護記録を記載できるようにすること」です。そのため監査では、実際に記載された内容が看護記録基準に基づいているかどうかを確認します。

したがって、形式監査ではあいまいな評価はできるだけ避け、〇か×、0か1などで評価するのが望ましいです。

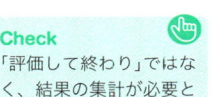

Check
「評価して終わり」ではなく、結果の集計が必要となります。

形式監査を行うことで看護記録の「精度」が上がる

形式監査によって看護記録方法の適切性が高くなると、以下のような効果が得られます。

- **患者ケアの質向上**：正確で一貫した記録により、医療チーム全体が患者の状態や治療経過を把握しやすくなり、適切なケアを提供できるようになる
- **法的リスクの軽減**：適切な記録は、法的なトラブルや訴訟に対する防御手段となる
- **業務効率の向上**：標準化された記録方法により、情報の検索や共有がスムーズになり、業務の効率が向上する

形式監査は、看護記録基準の理解を深め、"看護記録に書かねばならないこと"を理解したうえで記録に取り組むのできる看護師の育成に寄与します。

Point② 形式監査表の項目は「課題となっている内容」を意識して選ぶ

　形式監査項目は、院内の記録委員会が選定します。監査項目を考える際には、以下のことに留意します。

❶自施設の看護記録基準に記載されている項目で構成する

❷評価基準は○×とし、あいまいな判定（△など）は避ける

❸監査には、構造化・定型化した監査表などを用いて行うのが望ましい

❹10～15分で終わる程度の監査項目数とする

❺さまざまな看護場面（侵襲的処置・終末期・外来・病棟など）を選定する

Check
「基準に基づいているか」を○か×で評価します。

Check
スタッフに負担がかかりすぎないよう配慮します。

監査項目を定期的に見なおすことで、看護記録の質を高める

　漫然と毎年同じ内容で形式監査を行ってはいけません。

　評価結果の集計に基づき、今後の記録の改善に必要な項目を選定しなおしていきます。大事にしたい項目、継続的に確認することが望ましい項目を残しつつ、診療報酬改定に合わせて内容を見なおすことが必要です。

Check
回答率が高い（多くのスタッフが適切に記録できている）項目は、監査項目から外すとよいでしょう。

 Point③ 形式監査表は「みるべきこと」が一目でわかるように構成する

形式監査表は、タイミング別に構成すると監査者の負担が少ない（表1［→ p.74］）

　当院の形式監査表は、以下の6つの要素で構成されています。選択した1人の患者さんの記録に対して、外来スタッフは❶❻、病棟スタッフは❷～❻の要素を評価します。

Web資料
▼形式監査表とガイド

❶外来
❷入院時
❸入院中　　それぞれ、アセスメント、ケア計画、経過記録、
❹退院時　　サマリー、必要度といったカテゴリーを設定
❺退院後
❻常時（その他）

Check
当院では JCI（米国病院評価機構［→ p.79]）認定評価に関連する項目も併記しています。自施設の状況に合わせて調整してください。

▶ 監査の「ガイド」を併せて作っておくと、見なおしもしやすい

　形式監査表を作るときには、記録記載場所（監査時に電子カルテの「どこ」を見るか）、所管（疑問点を「誰」に確認するか）とガイドライン類（監査項目の根拠となる資料）を併記したガイドも同時に作成しておくと、監査項目の見なおしもスムーズに実施できます。

JCI については→ p.79 参照

表 1 当院における形式監査表の例（監査項目とガイドを一部抜粋）

外来

	監査項目	評価	記録記載場所	JCI評価関連項目	所管／ガイドライン類
アセスメント	初来院時の問診内容が、患者プロフィールとテンプレートに記載されている		患者プロフィール、SOAPテンプレート	AOP.1：患者の評価	記録委員会／看護記録基準、患者アセスメント指針
	再診時、疼痛の再アセスメント記載がされている		SOAPテンプレート	AOP.1.5：患者の評価	がん看護推進ナース会、疼痛 WG／疼痛アセスメント・マネジメントガイド
	検査・処置により転倒リスクが高まる時や場面に対し、テンプレートを用いて正しく転倒転落リスク評価を行っている（日時、タイミング）		SOAPテンプレート	IPSG.6：転倒転落、AOP.1.4：患者の評価	医療安全管理室／転倒転落予防ポリシー
ケア計画	転倒転落のリスクが高い場合、ケアプランが立案されている		SOAPテンプレート	IPSG.6：転倒転落	医療安全管理室／転倒転落予防（ポリシー）
経過記録	患者や家族に教育を行った場合、テンプレートに記載されている		SOAPテンプレート	PCC.5：患者家族教育	品質保証室／患者および家族への教育の方針ポリシー
	患者や家族に教育を行った場合の説明と実施後の反応が、SOAP に記載されている		SOAPテンプレート	PCC.5：患者家族教育）	品質保証室／患者および家族への教育の方針ポリシー
	侵襲的処置を行った場合、タイムアウト・サインアウトの記載がある（医師の記載時は不要）		SOAPテンプレート	IPSG.1：患者識別、IPSG.4手術	医療安全管理室／安全な手術・侵襲的手技ポリシー
	侵襲的処置を行った場合、処置前・中・後の状態観察結果が記載されている（医師の記載時は不要）		SOAP	ASC：麻酔と外科的ケア	医療安全管理室／ケアプロセス指針、安全な手術・侵襲的手技ポリシー
	輸血を実施した場合、開始5分間・15分後・終了時の状態観察の結果が輸血の副作用の項目に登録されている		輸血：副作用入力	AOP.5.11：患者の評価	輸血療法委員会／輸血の取り扱いガイドライン、院内共有マニュアル
	輸血を実施した場合、輸血実施時刻と開始5分間・15分後・終了時のバイタルサイン測定時刻の誤差がない		輸血：副作用入力	AOP.5.11：患者の評価	輸血療法委員会／輸血の取り扱いガイドライン、院内共有マニュアル
	抗菌薬初回投与を実施した場合、開始5分間・15分後・終了時の状態観察の結果がテンプレートに記載されている		SOAPテンプレート	MMU.7：モニタリング	薬剤部／薬剤管理、薬品の効果のモニタリングポリシー
	抗がん薬（注射薬）投与中の経過が記載されている。異常があった場合、SOAPに観察した内容や対応が記載されている		SOAPテンプレート	AOP1.6：特定患者群、MMU.7：モニタリング	化学療法委員会／化学療法ケアマニュアル
	トリアージを行った場合、テンプレートに記載されている		SOAPテンプレート	ACC.1.1：緊急度評価	診療記録管理規程、外来・入院・退院・転院指針ポリシー
	透析した場合、透析開始前・開始後5分以内・終了時の状態観察の結果が記載されている		透析部門システム	COP.3：ハイリスク患者のケア	血液浄化センター／ハイリスクケア指針
	鎮静薬を使用した場合、スコアボード・帰宅基準テンプレートに、鎮静後の状態観察の結果が記載されている		SOAPテンプレート	ASC.3.2：鎮静からの回復と退室	蘇生・急変対応委員会／処置鎮静の指針
	SOAP が記載されている		SOAP		記録委員会／看護記録基準

常時

	監査項目	評価	記録記載場所	JCI評価関連項目	所管／ガイドライン類
その他	看護記録を閲覧した患者や家族が不愉快に感じたり、誤解するような表現になっていない				記録委員会／看護記録基準
	略記集で許可されていない略記の使用をしていない		全記録	MOI.4：情報の管理	品質保証室／診療録管理指針 記録委員会／看護記録基準、略記集

© NTT 東日本関東病院看護部

形式監査の項目は「適切な記録がなされていない箇所」ととらえる

　当院の形式監査では、監査者が、形式監査表を用いて、以下のように記録の評価を行います。
- 監査項目について、必要な記載がある…○
- 監査項目について、必要な記載がない…×
- 監査項目に該当する行為を実施していない…NA（評価対象外）

　形式監査では、監査項目に対して記録があるかないかだけを評価します。内容が質的にどうであったか、判断が正しかったかどうかは質監査で評価します。

Check
記録の「内容」については、質監査（→p.80）で評価します。

各部署２名で評価して、結果を照合するのが理想的

　形式監査は、自己評価でも他者評価でもかまいません。なぜなら、形式監査は「形式監査表に沿った記載の有無を評価していく」ものなので、誰が評価しても基本的に同じ結果になるよう基準が作成されているからです。

　しかし、正しく評価できているか確認するためには、１つの記録を２名で評価し、ダブルチェックするのが望ましいでしょう。

　なお、不慣れなスタッフが監査者となる際は、記録委員や監査を熟知しているスタッフが、正しく評価できているか確認する必要があります。

Check
自己評価とは「自分で記載した記録を自分で評価すること」です。

各項目の「根拠となる資料」を明確にしておく

　適切な形式監査を行うためには、スタッフが記録監査の評価方法を正しく理解していることが重要です。しかし、形式監査に慣れていないスタッフは、そもそも「形式監査の監査項目が、何を指しているのかわからない」状態にあるため、部署の先輩や記録委員による指導や補佐が必要です。

　そのため当院では、形式監査表と併せて、ガイド（所管とガイドライン類の記載）を示すこと（表1）で、指導の質も担保します。

Check
監査項目が「指していること」を理解できていないと、評価結果を正しく分析できなくなってしまいます。

Check
ガイドは、看護記録方法をスタッフへ指導するOJTとしても有用です。

形式監査を行う「記録の数」は、施設ごとに定める

　評価結果を正しく分析して記録を改善するためには、形式監査結果を集計し、監査項目別に実施率（正しく記載されている率）を算定して可視化するとよいでしょう。監査レコード数（何人ぶんの記録を抽出するか）は、病院の規定に従います。当院では患者数の５％と定めていますが、施設ごとにレコード数を定めるとよいでしょう。

形式監査の実際

当院における形式監査表の記載例を**表2**に示します。ここで示したのは、外来スタッフが監査者として評価した記載例なので、入院中の監査項目以外を評価しています。

この記載例からわかることを、以下にまとめます。

- **侵襲的処置**[*1]：今回の監査対象では該当していないので「NA」と評価
- **輸血**：「輸血後の観察結果」は記載されているが、「輸血後のバイタルサイン測定時刻と、輸血開始時間」に誤差があるため「×」と評価
- **その他**：「看護記録を閲覧した患者や家族が不愉快に感じたり、誤解するような表現」「略記集で許可されていない略記」はなく、両方とも「〇」と評価

Check
当院の形式監査表は、外来スタッフと病棟スタッフの両者が使用します。ただし、評価する項目は、該当部分のみ評価します。

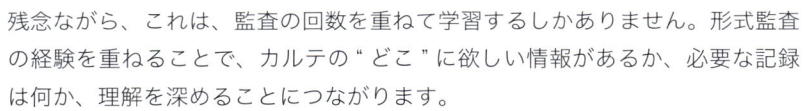 ちょっと詳しく

記録の「質」は「質監査」でみる

形式監査は、あくまで「基準に沿った記載が"ある"か"ない"か」を評価するものです。△などを用いた曖昧な評価は、避けたほうがよいでしょう。

施設によっては、形式監査と質監査を区別していないこともあるため、自施設の状況を把握することからはじめてみるとよいでしょう。

形式監査の効率化のカギは、評価すべきことの「記載場所」を明確にすること

ときどき、スタッフから「カルテの"どこ"を見たらいいのかわからず、形式監査に時間がかかってしまう」と相談されます。ガイドに記載場所を記してはあるものの、慣れていないスタッフは「電子カルテ上の"どこ（どの画面）"に、その欄があるのか」が、すぐにわからないのかもしれません。

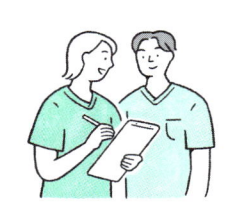

残念ながら、これは、監査の回数を重ねて学習するしかありません。形式監査の経験を重ねることで、カルテの"どこ"に欲しい情報があるか、必要な記録は何か、理解を深めることにつながります。

[*1] 　侵襲的処置：医師の包括的指示のもとで行う侵襲性の高い処置（ドレーン・チューブ管理や人工呼吸器管理など）。

表2 形式監査表の記載例（当院外来スタッフによる評価）

外来

	監査項目	監査結果
アセスメント	初来院時の問診内容が、患者プロフィールとテンプレートに記載されている	○
	再診時、疼痛の再アセスメント記載がされている	○
	検査・処置により転倒リスクが高まるときや場面に対し、テンプレートを用いて正しく転倒転落リスク評価を行っている（日時、タイミング）	○
ケア計画	転倒転落のリスクが高い場合、ケアプランが立案されている	○
経過記録	患者や家族に教育を行った場合、患者・家族テンプレートに記載されている	○
	患者や家族に教育を行った場合の説明と実施後の反応が、SOAP に記載されている	○
	侵襲的処置を行った場合、タイムアウト・サインアウトの記載がある（医師記載時は不要）	NA
	侵襲的処置を行った場合、処置前・中・後の状態観察結果が記載されている（医師記載時は不要）	NA
	輸血を実施した場合、開始5分間・15分後・終了時の状態観察の結果が輸血の副作用の項目に登録されている	○
	輸血を実施した場合、輸血実施時刻と開始5分間・15分後・終了時のバイタルサイン測定時刻の誤差がない	×
	抗菌薬初回投与を実施した場合、開始5分間・15分後・終了時の状態観察の結果がテンプレートに記載されている	
	抗がん薬（注射薬）投与中の経過が記載されている。異常があった場合、SOAP に観察した内容や対応が記載されている	
	トリアージを行った場合、テンプレートに記載されている	
	透析した場合、透析開始前・開始後5分以内・終了時の状態観察の結果が記載されている	
	鎮静薬を使用した場合、スコアボード・帰宅基準テンプレートに、鎮静後の状態観察の結果が記載されている	
	SOAP が記載されている	○

Point
この事例では侵襲処置を実施していない

Point
輸血開始時間とバイタルサインの測定時刻が異なる

Point
外来では実施していない項目なので、監査不要（病棟スタッフが実施した場合は病棟スタッフが評価する）

常時

	監査項目	監査結果
その他	看護記録を閲覧した患者や家族が不愉快に感じたり、誤解するような表現になっていない	○
	略記集で許可されていない略記の使用をしていない	○

© NTT 東日本関東病院看護部

Point⑤ 形式監査の集計結果を「看護記録の改善」につなげる

集計結果は各部署にフィードバックし、改善に取り組む

　監査者が、一定数のレコードを監査し終えたら、**監査項目ごとの実施率を算出**します。

　実施率をみると、各部署の傾向（例：輸血後の観察記録は漏れがないが、サマリーの確定が遅い、など）がわかります。そのため当院では、監査項目別の実施率を部署ごとに算出し、12月に各部署にフィードバックしています。

Check
実施率は「各項目における○の割合」のことです。監査数20件のうち、○と評価されたのが10件であれば、実施率50%となります。

フィードバックされた形式監査結果を受け、各部署の記録リンクナースや管理者は、年度末までに記録の改善に取り組みます。

集計結果を「次年度の形式監査項目」の見なおしに活用する

　記録委員会で1年間評価した施設全体の結果について振り返り、次年度の形式監査の監査項目の選定に活かしていきます。

▶ 原則として「結果がよい項目を除外し、結果が悪い項目を追加する」

　新たに追加・改訂された記録を、形式監査項目に加えることで、記録の形式が遵守されるようになります。

　例えば当院で、患者基礎情報であるプロフィール内容を変更したことがありました。その際、入力後の確定忘れが散見されたので、「プロフィールの確定がされている」という項目を追加し、記載の徹底を図ることとしました。

▶ 記載を徹底したい項目はどうするか

　結果がよい項目を、あえて残す場合もあります。記録委員会で話し合って大事にしている記録や、「監査で必ずチェックが入るため注意を継続したい」項目などです。

　例えば、当院の形式監査項目の1つ「患者や家族に教育を行った場合の説明と、実施後の反応は、SOAPに記載されている」は、回答率は高いものの、説明後の患者や家族の反応について必ず記載すべきという考えから、毎年監査項目に挙げています。

▶「回答率は高くても内容が不十分」な場合はどうするか

　監査項目の内容をアレンジして変更することもあります。

　例えば、当院のかつての監査表には「入院診療計画書の記載がある」という項目がありました。この項目の回答率は高かったのですが、質監査の結果と併せてよくよく調べると、記載があるだけで内容に患者特性が反映されておらず、計画書としては不十分であることがわかりました。そこで、監査表の項目内容を「入院診療計画書には、患者特性に合ったケア計画が記載されている」へと変更しました。その結果、現在は徐々に改善されています。

＊

　このように、形式監査項目にどのような内容を選定するかという作業は、皆さんの施設でどのような看護記録をめざすのかを考える、という作業です。何を記録に残すのか、記録委員会メンバーでじっくり話し合ってみてください。何を大事にするのか、何が必要なのか、話はつきないかもしれません。

Check
監査者となるスタッフへの業務負担が大きくなりすぎないように配慮しましょう。

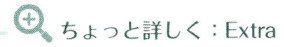 ちょっと詳しく：Extra

JCI（Joint Commission International）とは

　JCI は、もともと、米国の医療機関を対象とした第三者評価機構 Joint Commission（元 JCAHO：1951 年設立）の国際部門として 1994 年に設立されました。医療機関において患者の安全性が担保されているか、高品質な医療が提供されているか、院内に継続した改善活動が行われる仕組みがあるかなどを評価することで国際基準の質を担保し、「安全な医療を提供している」と認められた医療機関に認証を与える機構です。

　JCI が医療施設を評価する項目は 13 分野 1,200 項目（第 7 版病院審査基準）に及びます。ちなみに JCI『The Standards Manual』における評価項目は下記であり、当院の看護記録の形式監査ガイドには、監査項目がどの評価項目に該当するかが明記されています。

患者中心型の基準 （全7分野）	IPSG：International Patient Safety Goals：国際患者安全目標 ACC：Access to Care and Continuity of Care：ケアへのアクセスとケアの継続性 PCC：Patient–Centered Care：患者中心のケア AOP：Assessment of Patients：患者の評価 COP：Care of Patients：患者のケア ASC：Anesthesia and Surgical Care：麻酔と外科的ケア MMU：Medication Management and Use：薬剤の管理と使用
医療機関管理基準 （全6分野）	QPS：Quality Improvement and Patient Safety：医療の質の改善および患者の安全 PCI：Prevention and Control of Infections：感染の予防と管理 GLD：Governance, Leadership, and Direction：ガバナンス、リーダーシップと監督 FMS：Facility Management and Safety：施設管理と安全性 SQE：Staff Qualifications and Education：職員の資格と職員教育 MOI：Management of Information：情報管理

質監査のしくみの整え方

Point① 質監査では「記録に記載された看護実践の内容」をみる

質監査の目的は「よりよい看護実践について考えるきっかけ」をつくること

　質監査では、看護記録に記載された**看護実践の妥当性を評価**します。つまり、看護記録に記載された内容（実施したケア）が、患者の状態に合っていたかを確認します。

　監査によって看護実践の妥当性が高くなると、**質の高い看護の提供**が可能になります。

Check
看護実践の妥当性で評価するのは「アセスメント」「介入計画」「介入評価」「急変時・事故発生時の対応」などです。

質監査では「記録」だけでなく「スタッフの実践力」も評価する

　当院では、以下の3ステップで質監査を実施しています。
❶被監査者が自分の記録を評価する（**自己監査**）
❷自己監査の結果を、監査者が評価する（**他者監査**）
❸監査結果をもとに振り返りを行う（**監査面接**）
　監査面接では、監査者による「よりよい看護実践の指導」「被監査者の実践した看護の承認」が行われます。

　質監査は、多忙な業務のなかでも自身が行った看護について振り返り、監査者と被監査者が看護について語るきっかけとなります。つまり、質監査は、看護記録をとおして看護の質の向上と、**看護へのモチベーションの維持・向上**を実現するために有用な教育方法ともいえるのです。

Check
監査面接の場面では、よりよい看護について、監査者と被監査者がともに模索することもあります。

Point② 質監査表の項目は「振り返りたい内容」を意識して構成する

「質監査には時間がかかる」ことを見越して質監査表をつくる（表1 [→ p.82]）

　質監査項目も、院内の記録委員会が選定します。監査項目を考える際には、以下のことに留意します。
❶自施設の看護記録基準に則った内容で構成する
❷監査項目を定期的に見なおす
❸大事にしたい（強化したい）項目に絞ってもよい
❹30分で終わる程度の監査項目数に調整する

Check
看護記録基準には、患者をどのようにとらえ、アセスメントし、看護介入を行うかについて記録の方法や基準が掲載されています（p.12）。

▶ 質監査は「日々の看護」の振り返り

　形式監査は看護記録基準に沿った記録があるかどうかだけを確認するものなので、形式監査表を作成することは、それほど難しくはありません。しかし、質監査表は「何から、どうつくればいいのだろう…」と迷うかもしれません。

　でも、よく考えてみてください。質監査で評価する内容は、実は、ふだん看護師が毎日臨床で行っていることそのものなのです。

- 患者Aさんに立てた看護計画は適切だっただろうか
- ○○で訪室したとき、△△のケアも一緒にやっておくべきだったのではないか
- ○○のとき、□□の看護もしていたのに、記録し忘れていた

など、臨床で、自分で振り返ったり、後輩に指導したり、カンファレンスなどで話し合ってはいませんか？　その振り返りを行うときに役立つツールとして、よく後輩に指導することや、同僚や多職種で相談することなどを書き出してみて、監査項目を構成してみるとよいでしょう。

▶ まずは質監査を行ってみて「30分でできるくらい」に項目を減らすのもよい

　実は、現在当院で使用している質監査表の項目は、作成当初よりもかなり項目数が少なくなっています。これは、所要時間を考慮して調整を重ねてきたことによります。

　質監査の監査者は、すべての項目に対してコメントを記載する必要はありません。しかし、慣れないこともあり、当初はかなりの時間がかかっていた影響からか、質監査の実施率もなかなか上がりませんでした。そのため「30分程度」という時間を意識して項目を厳選するように改良を重ね、現在に至ります。

　最近では、監査者も記載に慣れてきましたし、記録委員による努力が実を結び、質監査の実施率も上昇してきています。

表1 当院で用いている質監査表（監査項目とガイド） 次頁に記載例あり

カテゴリ	監査項目	自己監査評価	カルテ記載日	被監査者コメント	看護実践は妥当か
アセスメント	アセスメントは、身体的・精神的・社会的・スピリチュアル的な側面から行われ統合されているか（入院後72時間以内）				
看護計画	アセスメント は、身体的・精神的・社会的・スピリチュアル的な側面から行われ統合されているかに対して、必要な看護計画が立案されているか				
	看護介入は、具体的で実践可能な内容である				
	患者目標と看護介入は、患者の状況に応じて評価・修正がされているか				
	教育は、患者や家族の学習能力に応じて行われているか				
	教育後は理解の程度が評価され、追加で教育が必要な場合には再計画がされている				
経過記録	急変時や事故発生時は、客観的な内容が経時記録に記載されているか				
	S・O情報にはアセスメントに必要な情報に焦点を当てて記載され、AにはS・O情報 に基づいて患者の状態（変化）やケアの妥当性が記載されているか				
サマリー	患者に行われたケアの評価と継続が必要な看護内容が簡潔に記載されている				
看護過程	プロブレム（看護診断）、患者目標、看護介入は妥当であったか				

※1　多職種ケア統合システム：対象患者は、クリティカルパスが用いられない患者、クリティカルパス逸脱患者、クリティカルパスに含まれない治療やケアが行われた患者

記録記載があるか	監査者評価	監査者コメント	監査者が見るべきポイント
			1）統合アセスメントに必要な視点（身体的・精神的・社会的・スピリチュアルな側面） 2）統合アセスメントから全体的な援助の方向性とともに、対象の解決すべき問題やそれに対する援助の方向性が明らかになっている
			アセスメントで明らかになった患者の問題に対し看護計画が立案されている ①患者や家族が参画した患者目標である ②患者の状態に対して達成・実現可能な成果指標になっている ③成果指標の評価日は適切である
			多職種ケア統合システム*1のマニュアルに準じて、適切なケアプランが立案されている
			コメント欄に介入の具体性が記録してある 患者や家族が実践可能な介入である 評価日に評価・修正されている 患者のバリアンス発生時に評価・修正されている
			患者や家族の理解度・タイミングに合わせた教育が行われ、評価されている
			行った説明や、教育に対する患者・家族の反応が残されている **教育に対する理解度が評価され、必要時、立案・変更されている** ・理解度は「理解できている」「一部理解できている」「理解できていない」「その他」の4段階で評価
			急変時や事故発生時の問題に対する対象の状態・状況がわかる 経時的に記載され、曖昧でない 記録の整合性が図れている（時間・人・場所・物品・その量など）
			S：患者の訴え、思いなどアセスメントの根拠となる主観的な情報 O：測定値、観察所見、検査結果などアセスメントの根拠となる客観的な情報 A：S情報とO情報から導き出した看護師の判断（問題の明確化・評価） P：アセスメントから考える提供すべきケアの優先順位、内容、方法、時間、評価方法や評価日 ①看護師の判断は適切であったか ②アセスメントした内容が記録にあるか ③看護ケアは手順を遵守しているか ④看護計画が立案され実施した記録があるか ⑤看護ケアによる効果 ⑥患者や家族のある状態・状況・機能がどのようになったのか
			1）入院から退院（転院）まで、看護の概要が明らかになっている 2）必要時、退院（転院）時の看護問題や必要な援助が明らかになっている 3）行われた看護の結果や患者・家族の反応が記載されている
			1）入院期間を通して、アセスメント・看護計画・看護介入・評価が予定どおりに経過している 2）必要時患者の看護問題や必要な介入が明らかになっている

Ⓒ NTT 東日本関東病院看護部

監査の「ガイド」には、見るべきポイントを具体的に示す

　質監査も、形式監査と同様に、漫然と毎年同じ監査項目を評価し続ければよい、というものではありません。

　質監査をまんべんなく行おうとすると時間がかかり、スタッフにかかる負担も大きくなります。「看護実践の妥当性について振り返ってほしい内容」を記録委員会などで話し合い、協議して決定する必要があります。

　監査面接を想定し、振り返りたい内容に絞ってもよいでしょう。

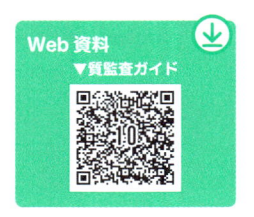

Web 資料
▼質監査ガイド

自己監査は「達成度」で評価する

　自己監査では、被監査者が、自身の記載した記録に関して評価します。当院では、自身の記録の達成度合いに応じて、下記のように評価することとしています。

- **できている（70％以上）…○**
- **ややできている（40 〜 69％）…△**
- **できていない（39％以下）…×**
- **監査項目に該当する記載がない…NA（評価対象外）**

🔍 ちょっと詳しく：Extra

当院で大切にしている統合アセスメントに必要な視点（身体的・精神的・社会的・スピリチュアルな側面）
①症状は改善・安定しているか
②治療は確実に実施されているか
③合併症・副作用は起きていないか
④身体的な苦痛はないか
⑤入院生活は安全か
⑥療養上の支援は必要か
⑦治療や検査を意思決定できるか
⑧病気・障がいとともに生きていけるか
⑨精神・心理・社会的・宗教的な不安や恐怖はないか
⑩家族に対する支援は必要か
⑪退院後の療養環境を整備する必要はあるか
⑫治療やケアは予定どおりに進んでいるか
⑬患者が望む治療とケアを受けられているか

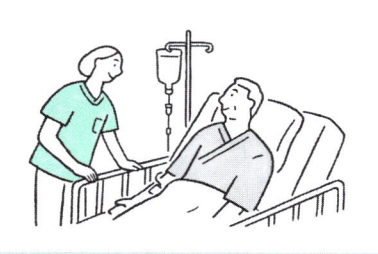

ちょっと詳しく

自己監査では「自分が記載した部分を中心に」を評価する

　当院では紙面での自己監査・他者監査の後に面接も行っていますが、監査面接を行うかは施設によって異なります。

　質監査は、記録とそのときの看護を振り返るものなので、自分の記載した部分を中心に自己監査します。できるだけ、自分がアセスメントし、看護計画を立案した患者を選択するとよいでしょう。

他者監査では「指導の必要性」を評価する

　当院では、紙面による自己監査の結果が提出されたら、監査者は、被監査者の記載した看護記録を見て、質監査表にあるすべての項目について評価を行います。

　他者監査では「被監査者への指導・教育が必要か」という観点で評価します（**表2**）。

Check
自己監査の結果も加味して他者監査の評価がなされます。

表2 他者監査の評価方法

看護実践（過程）は妥当か	看護記録に記載はあるか	助言内容
○	○	助言はいらない
○	×	記録方法を教える
×	○	看護実践を教える
×	×	看護実践と記録方法どちらも教える

「監査面接＝フィードバック」ととらえる

　当院では、紙面での自己監査・他者監査が終わったら、監査面接を行って、看護実践（過程）と看護記録方法の妥当性を検証し、被監査者が不足している部分について助言をします。

　監査面接で、監査者と被監査者が質監査評価について話し合うことによって、看護記録からだけではわからない被監査者の思考や、実施したケアの具体的内容が明らかになります。

　当院の質監査表の記載例を**表3**（→ p.86）に示します。

Check
よい看護を実践したのに看護記録に記載されていないため、わからないこともあります。この点を面接で確認しています。

ちょっと詳しく

質監査は「被監査者が多くかかわった患者の記録」を対象に実施する

　監査者となったスタッフから「監査する患者をどのように選べばよいのかわからない」と相談を受けることがあります。

　被監査者が看護計画を立案したり、評価を行ったりしたプライマリ患者など、できるだけかかわりの多かった患者の記録を選ぶと、よい振り返りになるでしょう。

表3 当院の質監査表の記載例

被監査者：患者の全体像をどのようにとらえ、どのような看護を行ったのか

肺がん末期の66歳男性。背部痛に対しオキシコンチン®内服中だが、疼痛コントロールのため入院。意思疎通に問題はないが、ときどきぼんやりしていることがある

仕事は退職し、妻と二人暮らし。息子は歩いて5分の距離に別居中。妻も息子も協力的で家族関係良好

入院中はフェンタニルで疼痛コントロール良好であり、本人と妻の希望でフェントス®テープが処方され、退院となった

カテゴリ	監査項目	自己評価	カルテ記載日	被監査者コメント
アセスメント	アセスメントは、身体的・精神的・社会的・スピリチュアル的な側面から行われ統合されているか（入院後72時間以内）	○	5/1	データーベースを使用し、アセスメントできている
看護計画	アセスメントは、身体的・精神的・社会的・スピリチュアル的な側面から行われ統合されているかに対して、必要な看護計画が立案されているか	○	5/1	がん性疼痛に対し「疼痛」、転倒中リスクにて「転倒転落」の看護計画を立案した
	看護介入は、具体的で実践可能な内容である	○	5/1	オキシコンチン®効果の確認など具体的
	患者目標と看護介入は、患者の状況に応じて評価・修正がされているか	○	5/7	評価日に評価の記載がある
	教育は、患者や家族の学習能力に応じて行われているか	○	5/11	本人に実施した退院指導を患者教育テンプレートで記載している
	教育後は理解の程度が評価され、追加で教育が必要な場合には再計画がされている	NA		追加教育不要
経過記録	急変時や事故発生時は、客観的な内容が経時記録に記載されているか	NA		
	S・O情報にはアセスメントに必要な情報に焦点を当てて記載され、AにはS・O情報に基づいて患者の状態（変化）やケアの妥当性が記載されているか	×	5/7	S・O・Pは記載があるがAの記載がない
サマリー	患者に行われたケアの評価と継続が必要な看護内容が簡潔に記載されている	NA		
看護過程	プロブレム（看護診断）、患者目標、看護介入は妥当であったか	○	5/1	疼痛と転倒が計画してある

総合評価

被監査者	自己監査を行ってわかったこと 　　記録を通して行った看護を振り返ることで、実際に行った看護を記録に残すことの重要性が理解できた 　　意識せず行っていたケアを改めて承認してもらって嬉しかった 　　患者指導は不十分だったが、外来でフォローしてもらうことになりよかった
	監査結果を共有して考えた今後の課題 　　行った看護は、きちんと記録に残す 　　SOAPのアセスメント記録を意識して記載する

病棟名：				患者ID： ●● ●●
被監査者： ▲▲ ▲▲				自己監査日
監査者： ◆◆ ◆◆				他者監査日：
面接日：				

記録記載が あるか	看護実践は妥当か	監査者評価	監査者コメント
○	○	○	入院当日に、必要な情報収集しアセスメントした記載がある
○	×	△	毎勤務帯で必要時のナースコールの声かけを行っているが、介入の記載なし 行った看護は記録に残しましょう
○	○	○	薬効確認や転倒防止など、しっかり行えていた
○	×	△	5/4に麻薬が内服から点滴にスイッチングしている 状況が変わったタイミングでも評価が必要
×	×	×	フェントス®テープなどの処方管理は、本人だけより家族にも必要
×	×	×	処方管理ができているか、外来受診時に看護師に確認してもらう方法もある
○	×	△	看護計画に評価した内容をSOAPに残したことはよかったが、Aが未記入 Aの根拠にならないO情報は不要
○	×	△	自宅退院に向け「患者家族教育」も必要

監査者	監査を行った結果 　事例を一緒に監査することで、行った看護を俯瞰で振り返ることができた 　課題も見えたが、記録していないよい看護ケアも発見することにつながった

© NTT東日本関東病院看護部

1 看護記録基準

2 標準看護計画

3 クリティカルパス

4 看護記録の監査

5 看護記録の教育

⊕ ちょっと詳しく

監査面接をうまく進めるコツ

　監査と聞くと、被監査者は"怒られる"と感じたり、緊張したりするかもしれません。監査者は、被監査者のこのような気持ちを察し、建設的な対話を心がけることが大切です。

　また、監査の前に面談の目的は個人を責めることではなく、看護実践の向上にあることをあらかじめ伝えておくとよいでしょう。

　そして、面接は、監査表に沿って機械的に行うのではなく、まずは、看護実践で成功した体験や困難だった体験などを聞くことからはじめてみてはいかがでしょうか。監査者がリラックスした雰囲気づくりに努め、被監査者の緊張をほぐすことで、より率直な意見交換ができるようになります。

（天野典子、村岡修子）

▼文献
1) 日本看護協会：看護記録に関する指針. https://www.nurse.or.jp/nursing/home/publication/pdf/guideline/nursing_record.pdf（2024.11.7アクセス）.
2) 日本診療情報管理学会：診療情報の記録指針2024. https://jhim-e.com/pdf/data2024/recording_guide2024.pdf（2024.11.7アクセス）.
3) 大久保清子，坂本すが編著：情報を地域につないで多職種連携がうまくいく 看護記録の活用術. メディカ出版，大阪，2018.

Part 5

看護記録の
教育体制を整える

　ここまで、看護記録の考え方、見なおしの視点、監査、クリティカルパスについて述べてきました。これらの内容は、同じ施設で働く看護師全員が知っていることが必要で、師長や看護記録の係など一部の人だけが知っていても意味がありません。

　入職したばかりの看護師には基礎的な看護記録の書き方を教え、自己流になってきている中堅看護師には監査を通して正しい記録が書けるよう修正し、よりよい看護実践が行えるようクリティカルパスの改訂方法をベテラン看護師に伝えるといった、レベル別にあわせて継続的に看護記録の書き方を「教育」していくことが求められます。

何を書いたらよいのか　　　　　情報が伝わるように

考える力

- 必要な情報を収集
- 集めた情報からアセスメント
- アセスメントから看護問題を抽出
- 看護問題に対するケアプラン立案
- ケアプランに基づく実践を評価

書く力

- 自施設の「記録」の構造を知る
- 自施設の「記録のルール」を知る
- 「書くべきこと」「書いてはダメなこと」を知る
- モデルとなる先輩の記録から「伝わりやすさ」を学ぶ
- 監査を受けて「自分の弱点」を知る

＝　　　　　　　　　　　　　　　＝

看護実践力そのもの　　　　「なぜ看護記録を書くのか」を
　　　　　　　　　　　　　忘れないことが大切

看護記録教育とは

 Point① 看護記録の「意味」「目的」を意識づけることが大切

　看護記録の教育は「よりよい看護とより安全な看護のための教育」だといえます。

　これまで述べてきたように、看護記録は、あらゆる場で看護実践を行うすべての看護職の「看護実践の一連の過程を記録したもの」です。このことを理解し、正しい記録の方法を学習することが、看護の質の向上や医療安全につながります。

 Point② 「考える力」「書く力」は経験の積み重ねによって磨かれる

　正しく記録することで、日ごろから、自分が素晴らしい看護を実践していることを証明できます。同時に、患者と自分を守ることにもつながりますから、ぜひ前向きに取り組みたいところです。

　しかし "記録が苦手" という看護師は多いです。看護記録を書く際には、「何を書いたらよいのか」を考える力や、「情報が伝わるように」書く力（的確な表現力）が求められるため、指導・訓練が必要といわれています。だからこそ、継続的な教育が大切となるわけです。

　また、看護記録を書く際には、「何を書いたらよいのか」を考える力や、「情報が伝わるように」書く力（的確な表現力）が求められるため、指導・訓練が必要といわれています。

 Point③ 看護記録の継続教育には「ラダー別教育」が有効

　看護記録について学ばなければならないのは、新人看護師だけではありません。

　中堅看護師の記録が意外と「正しく書けていない」場合もあります。また、ベテラン看護師には「正しい看護記録を書く」だけでなく、看護記録と密接な関係をもつ「クリティカルパスの改訂」などといった新たな役割を担ってもらう必要があります。

　そのため当院では、看護記録に関するラダー別教育を行っています（**図1**）。

図1 当院における看護記録のラダー別教育

看護部のキャリアアップラダーに
沿ってレベル分けされている

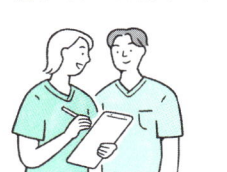

ラダー5
（看護管理者）

多職種チームの
リーダー

【教育目標】
院内外の多職種と連携
協働しながら看護を提
供する力と多職種チー
ムリーダーとしての能
力を身につける

ラダー4
（ベテラン看護師）

チーム医療の
推進役

【教育目標】
予測的判断をもち効果
性と適切性を備えた看
護を提供する力とチー
ム医療の推進役として
の能力を身につける

ラダー3
（リーダー看護師）

リーダー
としての
能力獲得と自立

【教育目標】
個別性のある看護を提
供する力と看護チーム
のリーダーとしての能
力を身につける

ラダー2
（中堅看護師）

メンバー
としての自立

【教育目標】
標準的な看護を提供す
る力とメンバーとして
の能力を身につける

ラダー1
（新人看護師）

メンバーとしての
能力獲得

【教育目標】
新人看護師を対象とし
た研修プログラム。日々
の看護の基礎を学び、
しっかりと身につける

【看護記録の場合】
看護専門職としての記録を理解し、看護記録に記載できる
　①看護実践の一連の過程を記録する
　②事実と伝聞、事実と判断は分けて記載する
　③当院が定める禁止略語、不適切な用語は使用しない
　④記録と看護実践の向上のため、形式監査と質監査を行う
　⑤クリティカルパスのバリアンス発生時はその理由を記載する
　⑥クリティカルパスのバリアンス分析を行い、記録とケアの改
　　善につなげる

〈そのために…〉
● 記録の目的・原則を伝
　える
● 書き方を指導する

〈そのために…〉
● SOAPについて学び直
　す
● 監査について学ぶ
● クリティカルパスと記
　録の関連性を学ぶ

〈そのために…〉
● パス分析について学ぶ
● SOAPの「A」につい
　て学びを深める
● 質監査について学ぶ

〈そのために…〉
● 記録の指導方法に
　ついて学ぶ
● 医療紛争と記録に
　ついて学ぶ

〈そのために…〉
● 医療情勢と記録の関係
　性を学ぶ
● 経営的視点と看護記録
　について学ぶ
● 記録の分析を看護の質
　向上につながることを
　学ぶ

| 座学中心のプログラム | ワークショップ中心の
プログラム | ワークショップ中心の
プログラム | ロールプレイ中心の
プログラム | 座学とワークショップ
の組み合わせ |

Ⓒ NTT 東日本関東病院看護部

ラダーⅠ：新人看護師への教育

 Point① 看護記録とクリティカルパス（電子カルテ）の基本を学ぶ

当院では、入職時の新人看護職員研修の一環として看護記録／クリティカルパス研修を行っています（**表1**）。これがラダーⅠに該当します。

> **Check**
> 記録委員会(メンバー)が講師となります。

 Point② 看護記録の「書き方」だけでなく「目的や原則」を伝える

まずは、法律、倫理、看護業務基準を学び、法的証拠能力を有する看護記録は、正確に記載する必要があることを学びます。看護業務基準における看護記録を学習することで、看護記録の目的や原則の理解につなげます。

当院では、看護記録基準に沿って、誰が・いつ・何のために・何を記録するのかを学びます。

また、PILE MAP（→ p.8）を用いて統合的なアセスメントの視点で俯瞰し、看護記録に書かねばならないことを学びます。

看護記録の監査（→ p.70）についても、目的と必要性を理解できるように説明します。

> **Check**
> **注意義務や予見**については、臨床で起こりうる事象(転落など)を取り上げ、具体的に想像できるようにします。

> **Check**
> 看護記録の記載方法については、クイズ形式(臨床で起こりうる事象をどのように記載するか)で学べるようにしています。

 Point③ クリティカルパスと看護記録の関係性を伝える

当院の場合、入院患者の約60％がクリティカルパス適用患者です。そのため、まずは表1に示したようなクリティカルパスに関する基礎知識を学びます。

その後、日常生活で起こりうるできごとをテーマに、クリティカルパスの構造（できごとの全体像）、適応（誰に対して）、標準看護計画（何をするか）、バリアンス（予定と違ってしまったとき）、評価・改善（そこから何を学び改善するのか）といった一連の流れをイメージできるように説明しています。

> **Check**
> 体系的な説明の例
> **構造**：Aさんにおいしいカレーライスを作る
> **適用**：Aさん
> **標準計画**：レシピ
> **バリアンス**：焦げてしまった
> **評価・改善**：火加減をこまめに確認する

表1 当院ラダーⅠ研修における看護記録・クリティカルパスの教育内容

看護記録	● 法的責任：法令等による看護記録の位置づけ、看護上必要な注意 ● 看護記録の基本 ● 記録に含まれるべき内容について ● 看護記録の書き方の原則や構成、SOAP 記録について ● 看護記録監査
クリティカルパス	● クリティカルパスの定義 ● クリティカルパスの構造 ● バリアンスについて ● 医療の質の改善のためのクリティカルパスの活用方法

◀ Point
当院は6割程度の患者にクリティカルパスが適応されているため、看護記録とセットで理解する必要がある

資料① 当院ラダーⅠ研修の全体像（シラバスより抜粋）

目　的：社会人、組織人、看護職に必要とされる基本的な臨床実践能力を獲得し、自分の目指す看護師像を育むことができる

目　標：病院の理念・目標および基本方針を理解し、社会人・組織人として行動するための心構えができる
看護部門の組織・体系を理解し、看護部理念・行動基準に沿ったよりよい看護提供に向けた組織的な取り組みについて知ることができる
集合研修(Off–JT)で型を習得し、部署(OJT)で支援を受けながら看護実践することで日常の看護が経験できる

行動・学習目標
病院の理念・目標・基本方針を理解する
よりよい看護提供、看護の質向上に必要な看護記録の考え方を理解する
情報倫理の考え方を遵守し、安全に電子カルテを使用するスキルを学ぶ
看護基礎教育で修得した看護実践能力を基に、臨床実践能力を高めるための基礎・基本を学ぶ
集合研修(Off–JT)で臨床実践能力の基本となる型を学ぶ

当院では、新人看護職員研修の目的、目標、目標達成のための行動・学習目標を設定しているため、研修項目が該当している項目を記載している

研修日時：202●年4月●日(●)　8:30 ～ 17:00　　研修場所：トレーニングラボ室
研修方法：講義・演習

スケジュール

時間	研修項目	講師	概要
	オリエンテーション		
8:30	身体機能評価(40)	リハビリテーション医療部 　特別医療技術主任 A さん 　作業療法士　 B さん	＊資料参照
9：10	疼痛管理(50)	看護部 がん性疼痛看護認定看護師　C さん	痛みの基礎知識
10：00	休憩(10)		
10：10	看護部医療安全(90)	看護部 看護の質保証委員会 　医療安全 　看護師長　 D さん 　主任　 E さん	患者確認行為
11：40	昼休憩(60)		
12：40	看護記録(90)・クリティカルパス(30)	看護部 記録委員会 　主任看護師長　 F さん 　看護師長　 G さん	＊資料参照
14：40	休憩(10)		
14：50	看護情報システム概論(60)	看護部 　副看護部長　 H さん	＊資料参照
15：50	薬剤管理(40)	薬剤部 　薬剤長　 I さん	×当院の取り組みについて
16：30 ～17：00	教育関連(30)	教育支援開発部門	既卒入職者：静脈認証 新卒入職者：翌日の研修について　など

© NTT 東日本関東病院看護部

Point④ 「一度で全部覚えるのは不可能」という前提のプログラムにする

そもそも、新人看護師は、たくさんのことを座学中心の研修でインプットしなければいけません。いくら若くても、一度に覚えられることには限界があります。しかも「新人＝なりたての看護師」に専門的な知識を叩き込むのは難しいです。

当院では「全部は覚えられない／全部を覚えなくてよい」を前提に講義を展開します。その代わり、主任・記録リンクナース・教育担当者を中心とした「OJT教育につなぐこと」に重点を置いているのが特徴です。

新人と先輩が同じ資料を活用できるようにしておくことが大切

新人看護師には、研修のなかで「先輩の記録のなかからモデルを探すこと」「モデルとなる先輩の記録を真似すること」を伝えています。

また、講義資料を後から振り返ることができるよう、看護部共有のデータベースに格納しています。そうすることで、新人看護師と先輩が同じ資料を活用できるため、新人は研修で学んだことを復習でき、先輩は正しい知識を復習することができます。

看護記録はOJTの経験による積み重ねによって磨かれるものなので、常に知識のインプットとアウトプットを行うことが必要となります。

🔍 ちょっと詳しく

教育体制は時代に合わせて変えていく

研修後のアンケートで「講義内容は理解できましたか？」と問うと、ほぼ「できた」と回答します。しかし、実際はそうとも限りません。

「講義をしたから大丈夫」は昔の話です。時代背景や技術の進歩によって、説明の方法や理解の仕方が変容しています。「説明した＝理解できた」ではありません。説明と理解の間のギャップを埋めるためにOJTで根気強く指導を繰り返す必要があります。

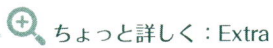

ちょっと詳しく：Extra

クリティカルパスは「各職種の標準計画の集合体」

　クリティカルパスは「一定期間内に達成すべき健康問題の改善の目標を設定し、その目標に向けて実施する検査、治療、看護などを時系列に整理した診療計画」です。このなかには、看護記録として「標準計画と経過記録」が含まれています。

　地域包括ケアシステムの普及に伴い、地域連携クリティカルパスの開発・運用が進められています。患者は、急性期病院から回復期病院を経て自宅に戻って療養生活を送り、病状悪化時にまた急性期病院へ入院する…といった経過をたどることとなるため、シームレスな医療の提供のためには、かかわる多施設連携が必須です。

　地域連携クリティカルパスは、患者情報を、かかわるすべての施設・医療者が迅速・正確に共有するために有用です。同時に、患者や家族、介護・福祉職とも情報共有ができるため、今後よりいっそう普及していくことが予想されます。

NTT東日本関東病院における「がん診療」

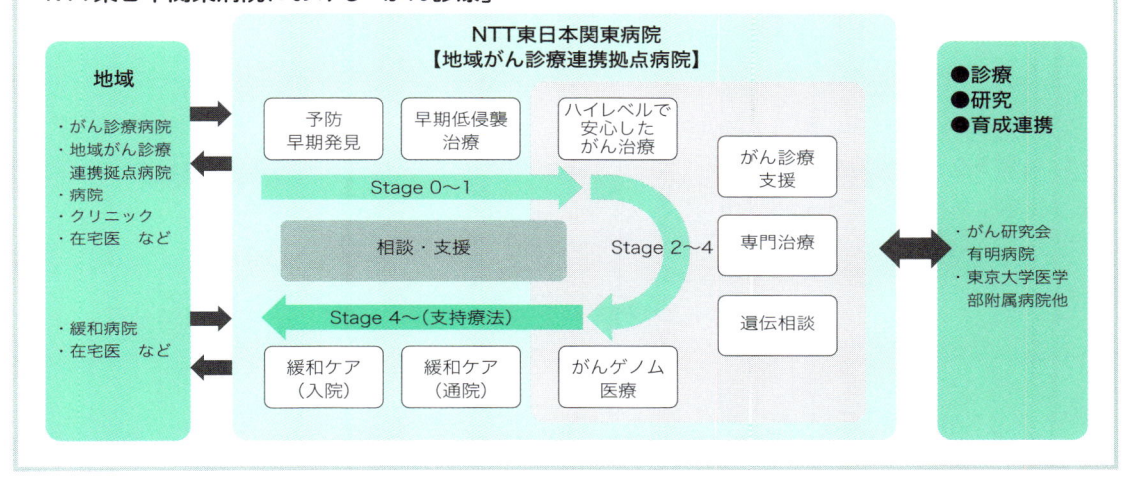

ラダー別教育の実際②
ラダーⅡ：中堅看護師への教育

 Point① 記録監査の方法とクリティカルパスの活用法を学ぶ

中堅看護師が「看護記録基準の内容を理解し、看護実践に生かすことができる」ようになるための研修です。中堅看護師は、ラダーⅠ研修以降、看護記録に関する正しい知識を得る機会がありません。基礎知識の復習と正しい看護実践への活用を定着させるため、なるべく早い時期に研修を行うことをお勧めします。

中堅看護師は、看護記録を「監査する」立場となるため、**基準に基づく監査**について学ぶとともに、**クリティカルパスの構造**を理解することが目標となります（**表1**）。

Check
看護記録・記録監査は記録委員会（部門リーダー）、クリティカルパスは情報システム担当と記録委員会（部門リーダー）が講師となります。

表1 当院ラダーⅡ研修の内容

看護記録	●基礎知識の復習 ●正しいSOAPの記載方法・記録内容について討議（ワークショップ）
記録監査	●形式監査・質監査を「実際に行ってみる」
クリティカルパス	●クリティカルパスの構造、医療の質向上への活かしかたの理解 ●クリティカルパスを「作成してみる」（ワークショップ）

 Point② 最大の難所「SOAP」の書き方・内容を学びなおす

ラダーⅠで学んだ看護記録に関する知識を復習したうえで、臨床で起こりうる事象を取り上げ、正しい叙述型記録（SOAP）の記載方法や記録内容について、ワークショップ形式で全体討議します。

Check
ワークショップによる討議は、自分の記録内容や方法の見つめなおすことにつながります。

🔍 **ちょっと詳しく**

行きすぎた「効率化」は看護の質を低下させてしまう

看護記録のなかでも、叙述型記録（特にSOAP）の記載を苦手とする看護師は少なくありません。記録の「効率化」を考えたとき、叙述型記録にかける時間を可能な限り短くできるような工夫が必要となってきます。

何度も同じ情報（例：患者プロファイルなど）を入力しなくてすむよう、電子カルテの内容が看護記録にも反映されるようにシステムをアップデートするなどの工夫も必要です。

同時に、スタッフへの教育も必要です。「AとPがうまく書けない」ということは、アセスメントとケア計画がうまく結びついていない可能性を示唆します。そのため当院では「AからSOAPを書いてみる（→p.112）」の演習を行っています。この演習は、記録の質だけでなく、看護の質改善につながります。

資料① 当院ラダーⅡ研修の内容（シラバスより抜粋）

研修日：202●年6月●日（●）　　　　時　間：8：30～17：00
場　所：トレーニングラボ室
ラダーⅡの看護師像：メンバーとして自立して標準的な看護を提供できる
獲得を目指す力：【看護の核となる実践能力 ／ ケアする力】
研修目的：看護記録基準内容を理解し、看護実践に活かすことができる
研修目標：・基準に基づいて看護記録の監査ができる
　　　　　・クリティカルパスの仕組みを理解する

	時間	研修内容	講師
スケジュール 研修内容	8：30～	オリエンテーション	教育支援開発部門
	8：35～	看護記録の基本（講義）	記録委員会 リーダー 看護師長　Aさん
		形式監査と質監査（講義）	記録委員会 看護師長　Bさん
	10：30～	演習① ・自部署で1事例／人を選択し「形式監査」を実施 　＊11：40には研修会場に集合	
	11：45～	質疑応答	
	12：00～	休憩	
	13：00～	クリティカルパスについて（講義）	情報システム担当 C先生
	13：30～	演習② ・グループワーク 「クリティカルパスを作成してみよう」	ファシリテーター 看護部 記録委員会 クリティカルパス WG
	15：40～	グループワーク発表	
	16：40～	まとめ	
	16：50～	事後課題の説明	
	～17：00	アンケート記入	
持ち物	・筆記用具　　・事前課題（フランス旅行について自分で調べた内容） ・端末（当日使用できるようログイン・設定確認してから持参）、電源コード		
研修資料 格納先	サーバー（フォルダ名も明記） ＊講義資料を6月●日から公開予定　事前に閲覧可能		
事前課題	フランス旅行のプランや金額などを調べてくる		
事後課題／ 提出期日	演習①の1事例に対して、形式監査・質監査を行い、部署の記録委員から他者 監査を受け、それぞれ部署監査表に格納する。　　実施期限：7月●日		

© NTT 東日本関東病院看護部

▶ Point

❶シラバスは当該年度の研修開講までに作成
❷シラバスに掲載する項目を決める
❸研修内容は具体的すぎない程度に記載する
❹休憩時間を明記する
❺持ち物を明記する
❼研修資材の格納先は正しく明記する
❽事前課題、事後課題、課題提出場所は明確に提示する
　→できるだけシンプルに、何をすればよいのか記載する。記載事項が多いほど勘違いが生じやすい
❾課題提出時のフォーマットタイトル記載方法を明記する
　→誰が提出したか容易に確認できるようにする。確認作業は意外と時間がかかり、見落としも生じる
❿作成したシラバスは研修講師や協働する委員会に確認してもらったうえで公開する

Point③ ワークショップではグループ編成がキモとなる

　配属部署によっては記録監査を実施しないスタッフもいますが、いずれ部署異動してキャリアアップしていくためには、知らない訳にはいきません。そこで当院では、実施しない部署・実施する部署のスタッフをペアリングして事後課題まで実施することで、楽しく課題に取り組めるようにしています。
　ワークショップでは受講者の主体性を大切にしていますが、楽しいテーマのワークショップの場合、演習の本来の目的を忘れてしまうグループが出現します。そこで講師と記録委員会メンバーは、進行具合の確認をしながら、講義内容を実践と照らし合わせて教えます。講義だけでは理解しづらい事柄も、ワークショップのなかで実践的に教わると理解が促進されます。

Check
グループは、同じ病棟のスタッフが重ならないように、また、クリティカルパス適応患者が多い部署と少ない部署が混在するように編成します。グループ内で「教える人／教わる人」の構造ができないよう、関係性にも配慮しましょう。

Point④ 記録監査の方法を学び、自分の記録を見なおす

実際に監査を行う対象として、形式監査と質監査の目的・方法・留意点を学びます（→ p.70）。そのうえで、研修時間内で自部署の形式監査・質監査を実際に行ってみます。体験することで、記録監査の理解が深まります。

意外と多い誤りが「実際には記録されているのに"監査項目に該当しない"と評価してしまう」ことです。カテゴリーと監査項目の両方を理解して監査することが重要であることを、体験に基づいて学べるように配慮しましょう。

Check
監査を実施してみることは、自分の看護記録を見つめなおし、改善課題の発見につながります。

 Point⑤ パスを作成してみることで、看護記録の位置づけを知る

中堅クラスとなっても、**クリティカルパスがどのように活用されているか**を知らずに運用しているスタッフは少なくありません。そのため、まずはクリティカルパス作成に携わっている担当者から、クリティカルパスの構造や、医療の質向上のための活用について具体的に学びます。

ワークショップでは、海外旅行を題材に、実際に自分たちでクリティカルパスを作成（図1）し、講師・委員会リーダーにプレゼンします。実際に作成することで、クリティカルパスの構造の理解を深めることがねらいです。

Check
医療提供の土台はエビデンス・ガイドラインの活用です。研修では、受講生の興味・関心を引くために「旅行」を題材として、エビデンス・ガイドラインを旅行パンフレットに置き換え、必要な情報を用いて組み立てることから実践的に学べるようにしています。

図1 当院の研修「旅行パス」作成の設定（例）

＜設定条件＞
あなたたちのグループは、院長賞の「フランス旅行」の権利をもらいました。
院長から提示された条件に合う旅行行程パスを作成し、院長・看護部長などに承認してもらえると旅行へ行けます。
この設定で、一番自慢できるアウトカムと判断基準のセットを発表してください。

パス作成の過程	ワークショップでの設定・説明
①作成するパスの条件	出発日、場所（渡航先）、費用
②適用基準の設定	旅行の目的設定：観光、グルメなど何でも可 旅行出発の条件：パスポート、予防接種など
③終了基準の設定	旅行終了の条件：体調、忘れ物など、旅の最後どのような状態になっていたいか
④パスにかかわる職種の洗い出し	旅行中の役割分担：予約係、時間係など自由設定
⑤終了基準達成のための日々のアウトカムの設定	旅行終了時の条件を達成するために必要なアウトカム：体温測定、朝の食欲、足の痛みなど
⑥アウトカム達成のための観察・介入の決定	毎日のアウトカム達成のための観察項目と役割分担内容
⑦アウトカム達成のために必須の観察項目（患者状態）と判断基準	判断基準値の工夫：数値や「はい、いいね」で誰でも判断できる旅行の目的に合った楽しい項目の工夫

＜作成したパスの評価＞
院長役・看護部長役の看護記録委員とクリティカルパス委員が、以下の視点で質疑応答、承認の有無を決定
● アウトカムと判断基準のセットの整合性
● 客観性や測定可能か

資料② 当院研修で作成された旅行パスの例

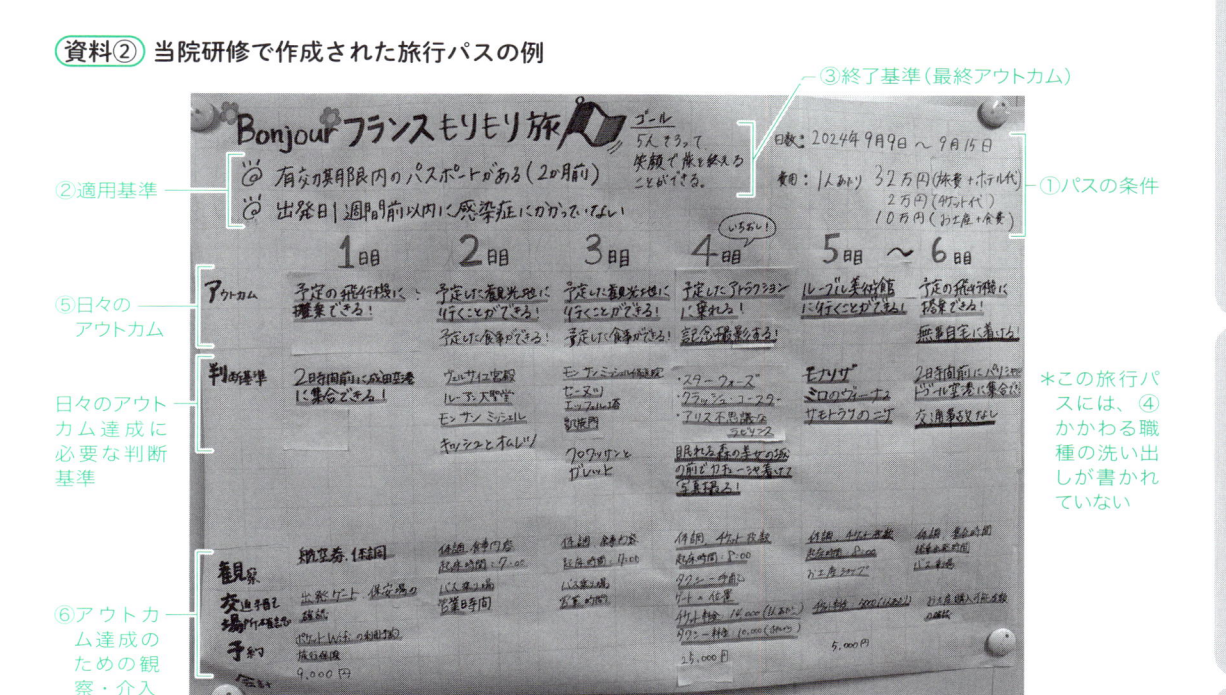

- ③終了基準（最終アウトカム）
- ②適用基準
- ①パスの条件
- ⑤日々のアウトカム
- 日々のアウトカム達成に必要な判断基準
- ⑥アウトカム達成のための観察・介入
- ＊この旅行パスには、④かかわる職種の洗い出しが書かれていない

質疑応答では、具体的な内容（判断基準を評価するための観察）を掘り下げて聞く

部長役：それぞれの日に設定されている「行きたい観光地」を全て見に行くための1日のスケジュール（回る順番など）はどのように考えていますか？

作成者：ホテルの近くから回ろうかと思っていました

部長役：なるほど。観察項目が体調・食事内容・起床時間だけでは、判断基準が達成されたとするための観察項目が足りないと思いますが、他には何が考えられますか？

作成者：ホテルの出発時間などでしょうか？

部長役：大切な観察ですね
他にはどうですか？

作成者：それぞれの観光地に到着する時間ですか？

部長役：それも大切ですね
ホテルから各観光地までのルート・かかる時間はどうですか？

作成者：必要だと思います。それがなければ観光地に到着する時間がわかりません

部長役：そうですね
食事をする場所は決めなくてもよいですか？

作成者：あったほうがいいです
それがなければ、観光地を目指す時間が決められません。

部長役：そうですね。全体的に「もりもり旅」を達成するための具体的な内容が不足していますね
それから、誰がどんな役割をするかなどは検討しましたか？

作成者：まだです。どんな役割があるか考えるところまでで終わりました

部長役：そうですか。会計係、情報検索係、写真係など、各自の強みを活かした役割が考えられますね
最後に、旅のゴール「5人そろって笑顔で旅を終えることができる」を評価するものは何ですか？
アクシデントが起こるかもしれませんよね

作成者：仲のよいメンバーだから大丈夫です！

部長役：なるほど。しかし、今のゴールでは具体的な指標がないため承認はできません
「予定していた●件を制覇する」「SNSで"いいね"を●件もらう」など、誰が見ても明らかな指標を持って評価できるアウトカムが必要ですね

ラダーⅢ：リーダー看護師への教育

 Point① 看護記録を「今後の看護に活かす」ため、分析方法を学ぶ

　リーダー看護師が「専門職としての看護記録の記載方法を理解し、看護実践に活かすことができる」ようになるための研修です（**表1**）。

　リーダー看護師は、看護記録を「監査する立場」となるため、正しい記載方法をスタッフに指導する場面も出てきます。特に、アセスメント記録（SOAPの「A」）の記載に習熟することが不可欠です。

　また、クリティカルパスの分析（→ p.102）について学ぶことで、クリティカルパスを「どのように医療の質向上に役立てるか」を具体的に学びます。

Check
看護記録・記録監査は記録委員会（部門リーダー）、クリティカルパスは情報システム担当と記録委員会（部門リーダー）がファシリテーターとなります。

表1 当院ラダーⅢ研修の内容

看護記録	●看護専門職として残すべき記録（ワークショップ）
記録監査	●質監査の具体的方法
クリティカルパス	●クリティカルパスの4側面について復習 ●クリティカルパスの分析→改定案の作成（事前課題とワークショップ）

 Point② 看護記録の質にかかわる「アセスメントの視点」を身につける

　当院では、専門職としてのアセスメント記録の記載方法を習得するために、SOAP記録について、統合的アセスメントに必要な視点をワークショップ形式で学びます。

Check
ワークショップでは、SOAP記録を「Aから記載する」方法と「それによるSOAᵖ記録の変化」を検討します（→ p.112）。

 Point③ 記録監査を適切に行い、指導のコツを身につける

　当院では、ラダーⅢ研修を修了したスタッフが、質監査の監査者として部署内監査を実施します。そのため、質監査方法（→ p.80）を、より詳しく学びます。

資料① 当院ラダーⅢ研修の内容（シラバスより抜粋）

研修日	前期：202●年7月●日（木） ／ 後期：202●年10月●日（金）
時間	8：30〜17：00
場所	トレーニングラボ室
ラダーⅢの看護師像	看護チーム内でリーダーとして役割を果たしながら自立して個別性のある看護を提供できる
獲得を目指す力	【看護の核となる実践能力 ／ ケアする力】
研修目的	専門職としての看護記録記載方法を理解し、看護実践に活かすことができる
研修目標	・看護アセスメント記録の記載方法を習得する ・クリティカルパスの分析方法を習得する

<table>
<tr><th rowspan="2">スケジュール研修内容</th><th>時間</th><th>研修内容</th><th>講師</th></tr>
<tr><td>8：30〜
8：40〜

10：10〜
10：20〜

12：00〜
13：00〜
13：30〜

15：30〜
16：30〜
〜17：00</td><td>オリエンテーション
講義
1）看護専門職としての記録のあり方
2）看護記録の形式監査と質監査
　・ワークショップ：Aからはじめる
　　SOAP記録

休憩
講義
1）クリティカルパスとは
2）クリティカルパス分析
　・グループワーク
昼休憩
事前課題　解説
グループワーク再開（途中休憩はグループで調整）
グループワーク発表
まとめ
課題説明・アンケート記入</td><td>教育支援開発部門
記録委員会 リーダー
看護師長　Aさん

情報システム担当
B先生

ファシリテーター
看護部 記録委員会
クリティカルパスWG

教育支援開発部門</td></tr>
</table>

事前課題	事前課題シート　模擬事例①を参考に、課題① 課題②の修正後記録を完成させる 　＊研修中に事前課題解説あり。事前課題の原本は必ず保管しておく 【提出期日】前期：202●年7月●日　13：00　／ 　　　　　　後期：202●年10月●日　13：00
事後課題／提出期日	【外来・手術・中央部門所属】 　　形式監査を10件行い、部署監査表に格納する 【病棟所属】 　　形式監査を5件行い、部署監査表に格納する 　　被監査者として質監査を2件を行い、部署の監査者から監査を受け、部署監査表に格納する 【提出期日】 　　前期：202●年9月●日　13：00　／ 　　後期：202●年12月●日　13：00

Point
同じ内容で2回開催

Point
事前・事後課題の提出期限も決めて明記する

Point
ここでは省略しているが
●持ち物
●研修資料格納先
●事前課題 ｝提出期限と
●事後課題 ｝方法
も決めておき、受講者がシラバスを見れば迷わずにすむようにしておく

© NTT東日本関東病院看護部

Point④ パス分析をしてみることで「看護の質」向上のヒントを得る

　当院では、クリティカルパス分析について理解するために、より詳しく**クリティカルパスとは何か**を学びます。クリティカルパスの４つの側面（時間軸、ケア介入、ケアの標準化、バリアンス）からとらえること、医療の質を「保証」「向上」させることを理解することが第一歩です。

　その後、４〜５名のグループに分かれたワークショップで、実際にクリティカルパス分析（**表２**）を実施し、改訂案を作成（**図１**）します。実際に分析を体験することで、クリティカルパスが医療の質向上に寄与していること、正しく運用・正しく記録することが重要であることを学びます。

Check
ワークショップでは、提示されたクリティカルパスについて、数十症例を用いて実際にアウトカムや判断基準の妥当性を検討します。

Check
事前課題は、自部署のクリティカルパス適用患者の記録を、課題シートにある分析の視点に沿って確認することで、実際の記録の実態を知り、どのように改善すればよいかを考える頭づくり（準備）をすることにあります。
事後課題は、事前課題の事例を用いて記録を修正しますが、その際に、当院の記録研修で重要視している「A：アセスメントから記載する」ことを実践することで、看護記録とクリティカルパスの連動を教育しています。

表２ クリティカルパス分析の視点

①パス名称
②日付（イベント日数）
　アウトカム名称
　達成か、未達成か
③ CI（クリニカルインディケーター）か？
④選択したアウトカムに紐づく観察項目と適正値と達成条件
⑤結果値は入力されているか？
⑥結果値が入力されていない場合、なぜ、入力されていないと考えるか？
⑦アウトカムが未達成の場合は、バリアンス記録がなされているか？

図１ 当院研修におけるクリティカルパス改訂案の作成（事後課題として実施する例）

パス名称と選択したアウトカム名	アウトカム未達成時の記録の有無	研修での学びをふまえ、バリアンス分析をするためにはどんな記録が必要と思われるかを考え自部署または関連部署の記録を追加・修正する	
		追加修正前の記録	追加修正後の記録
1) パス名 ・ アウトカム名 （何日目か）	あり なし	〈S〉 バリアンス登録 〈O〉 血圧低下みられ、本日日中epiをロックし、定時アセリオ開始となったepiロック後より疼痛みられはじめNRS 5程度の疼痛の訴えあり 対症指示に沿って適宜鎮痛剤使用している 〈P〉 バリアンス登録	〈S〉 傷のあたりが痛みます 〈O〉 9:00 BP 76/45　P 70　血圧低下あり　持続硬膜外カテーテル投与中断 12:00 創部周囲の疼痛訴えあり、苦痛様表情あり 〈A〉 持続硬膜外カテーテル使用中断により疼痛増強みられ、疼痛コントロールはされていない。薬剤調整が必要な状況である 〈P〉 12:00 アセリオ1,000mg 点滴投与実施 　血圧の状況を医師に報告し、持続硬膜外カテーテル使用再開の有無を確認していく 　持続硬膜外カテーテル再開するまでは、アセリオを適宜使用し、観察を行い効果を評価していく

＊上記に加え「バリアンス分析につながる記録とはどんな記録だと思うか」を、本研修で学んだことをもとに記載してもらう（不十分と判断された場合は課題再提出が必要となる場合もある）

Point⑤ グループ編成はもちろん、課題の内容・周知の方法にも気を配る

　当院ラダーⅢ研修の受講者は、さまざまな年齢で、所属部署も多岐にわたります。そのため、グループ編成に配慮することが大切です。日ごろからクリティカルパスを活用している部署とそうでない部署のバランス、年齢、当院での経験年数などを加味しながらグループ編成をしていきます。当日のワークショップの盛り上がりをみて自己満足に浸る瞬間は、研修担当者の特権です。

　また、ラダーレベルが上がると研修内容が複雑化し、使用する研修資材の種類も増えていきます。

　データを格納する際には、資料や課題の**タイトルやナンバリングを工夫**しましょう。受講者からの問い合わせや課題回収後の整理にかかる時間を短縮できるよう、意図的に操作することが大切です。

　演習資材を配布するときは、**適切なタイミングで、もれなく配布**できるよう気を配りましょう。研修前の打ち合わせ時に、研修担当者に必要資材の内容やグループ単位に必要な個数や種類など詳細に確認をしておくと、確実な準備と配布ができます。

　講師との事前打ち合わせをていねいに行い、講義・演習の流れを止めないことも、運営側の手腕にかかっています。

Check
当院では、講義資料はデータ格納、演習資材は状況に応じて配布する形で対応しています。

 ちょっと詳しく

会場の広さと参加者数をよく考える

　当院にはラダーⅢ対象者が多いため、前期・後期の2回開催しています。

　1回の研修受講定員は30名程度です。活発なワークショップができるよう、1グループ最大5名でグループ編成できるように人数を調整しています。会場の広さも定員検討の重要事項です。

　ラダーⅢ研修では、参加者が所属する部署に応じて課題に取り組めるように設定します。そのためには、課題が必ずその部署における看護記録の質向上につながる内容となるよう設定することが重要です。

　また、課題取り組み期間が前期・後期で公平になるような配慮も大切です。運営側の都合で課題未提出対応が翌週にならないよう、提出期日を金曜日に設定しないように配慮しましょう。

ラダーⅣ：ベテラン看護師への教育

 Point① トラブル（訴訟など）を防ぐ記録について学ぶ

　部署スタッフの指導的立場にある看護師を対象に行われるのが、ラダーⅣ研修です（**表1**）。

　指導的立場にある看護師は、**看護記録や記録監査を指導する**立場となるため、さらなる知識のブラッシュアップを図ります。

　また、看護記録の法的位置づけに関する理解を深めるため、患者・家族トラブルを防ぐ記録についても学んでいきます。

Check
看護記録・記録監査は記録委員会（部門リーダー）、医療紛争を防ぐ記録については看護情報学の専門家に講師を依頼しています。

表1 ラダーⅣ研修の内容

看護記録・記録監査	●指導の視点を身につける
トラブルを防ぐことができる記録	●医療紛争と看護記録について学ぶ ●カルテ開示について学ぶ（ロールプレイ）

 Point② 看護記録・記録監査の理解を深め、指導のコツを学ぶ

　部署スタッフに正しく指導できるよう、看護記録・記録監査に関する指導の視点を育成するための復習を行います。

　事前課題として「形式監査を1事例」実施し、研修後の事後課題として「質監査の他者監査」を行い、理解を深めていきます。

Check
事後課題では、研修で学んだ看護の質向上に寄与する記録の視点をもちながら、部署スタッフに看護記録の指導を実践します。

 Point③ トラブルを防ぐ記録には法や倫理の視点も重要

　チーム医療を推進する力を育成するために、医療紛争に焦点をあて、**看護記録のもつ意味・法的位置づけ**を考えながらよりよい看護記録について学びます。

　また、**模擬カルテを用いたカルテ開示**のロールプレイにより、「なぜ、患者・家族などの第三者にもわかる看護記録でなければならないか」を体験・実感してもらいます。

　そのうえで、提示した模擬カルテがどのように書かれていたらよかったか、今後自分たちがどのような記録を残していくべきなのかを考えます。

Check
医療紛争に焦点をあてて学習することで、ラダーⅠ～Ⅲまでに学んだ医療者の義務に加え、看護記録の原則の重要性を日々の看護実践に重ねながら学ぶことができます。

資料① 当院ラダーⅣ研修の内容（シラバスより抜粋）

研修日：202●年9月●日(金)　　時間：8：30 〜 12：30　　場所：カンファレンスルーム
ラダーⅣの看護師像：チーム医療を推進しながら卓越した看護を提供できる
獲得を目指す力：【看護の核となる実践能力】
研修目的：看護実践の記録を理解し、部署スタッフと共に実践できる
研修目標：・チーム医療における看護記録を理解する
　　　　　・看護の質向上に寄与する記録が理解できる
　　　　　・医療紛争を防ぐための記録方法を習得する

	時間	研修内容	講師
スケジュール 研修内容	8：30 〜	オリエンテーション	教育支援開発部門
	8：40 〜	講義 1)当院の看護記録 2)記録の形式監査と質監査	看護部・記録委員 主任看護師長　Aさん
	9：20 〜	休憩	
	9：30 〜 〜 12：20	3)医療紛争を防ぐことができる記録 グループワーク 「模擬カルテ開示」を体験しよう 発表・まとめ	B 先生
	12：20 〜	事後課題説明	看護部 記録委員会
	〜 12：30	アンケート記入	教育支援開発部門
事前課題		202●年度に発生した部署の『インシデント発生時記録』を2事例選定し、以下に取り組む ①(看護師長・看護主任・リスクマネージャー等に確認し)インシデント記録の2事例選定する ②選定した事例のインシデント発生時の状況記録を、事前課題フォーマットに記載されている8つの視点で評価する ③上記②の評価結果を事前課題シートに〇か×で記載する ④研修当日、実施した課題内容を確認できるようデータを自分で保管しておく	
事後課題		事前課題と同じ2事例について以下を実施する ①研修内容を踏まえ、トラブル(訴訟など)を防ぐことができる記録として、8つの視点で記録を修正し、事後課題フォーマットに記載する ②修正した記録を使用し、医療紛争を防ぐことができる記録方法について自部署でフィードバックを実施し、実施日を事後課題フォーマットに記載する 提出期限：12月●日　13：00	

© NTT 東日本関東病院看護部

 Point

外部講師を招聘する場合、開催前年度には講師の内諾を得るとよい。その際には、予定している研修目的、目標、スケジュール、受講生のレベル(目指す看護師像)、受講定員を共有する

Point

事前・事後課題内容は必ず講師と共有し、課題と研修内容が連動するようにする。早めに課題への取り組みを開始する受講者もいるため、混乱・不信感が生じないよう、変更が生じた場合はすみやかに伝える

 Point④ 心理的安全性が保たれた環境で研修を行うのがキモ

　日ごろ指導的立場にいるベテラン看護師は、間違えることを避けたがり、自分の失敗に対して敏感な傾向があります。講師から指名されて意見を述べることも躊躇するため、受講者の様子をみながら心理的安全性を担保しつつ進行する必要があります。研修開始前の会場は重い空気に包まれるため、人数と会場の広さ・会場設営のバランスが大切です。

　研修課題は、できるだけ OJT に反映できる内容としましょう。個人ワークで完了する内容では、部署スタッフの指導に活用しきれないからです。

　当院では、事前課題で自部署で発生したインシデントレポートをもとに、実際の看護記録を監査します。訴訟につながりうるインシデントをどのように記録しているか、自部署の実態を知って課題に気づき、研修で改善点を発見し、事後課題で修正し、課題改善のためにすべきことを考えます。

　ベテラン看護師は、後輩のロールモデルでもあります。研修を通じたベテラン看護師の行動変容がもたらす効果は、後輩にとって大きなインパクトとなるでしょう。

 Check
研修開始まで音楽を流しておくなど、会場の雰囲気づくりもその後のワークショップの活性化にもつながります。

Check
指導に活用できるような課題設定にすることで、受講者の学びが OJT に活かされ、部署のケアの質向上につながります。

ラダー別教育の実際⑤
ラダーⅤ：看護管理者への教育

> **Point①** 看護管理者に「記録と医療・看護の質向上の関係」を伝える

　当院では、ラダーⅤスタッフの多くは看護師長・主任、専門・認定看護師の役割を担っています。

　そのため、ラダーⅤ研修では、医療・看護の動向に応じた記録のあり方、記録を医療・看護の質の管理に活用する方法を深く学んでいきます（**表1**）。

> **Check**
> ラダーⅤ研修は、医療管理学、医療情報学の専門家が講師となります。

表1 当院ラダーⅤ研修の内容

医療・看護の動向に応じた記録	●記録システムの進化の過程を学ぶ ●電子カルテの機能について学ぶ
記録を医療・看護の質管理に活用する方法	●診療報酬について理解し、経営的視点を身につける ●「医療の質」「看護の質」の分析方法について学ぶ

🔍 ちょっと詳しく：Extra

学びを実践に活かすためのちょっとした工夫

　学びを実践に活かすためには、知り得た知識を、日常的に活用することが必要です。その方法の1つとして、**インシデント発生時の記録に対するフィードバック**があります。

　当院では、副看護部長と主任看護師長が以下の視点で毎日インシデントを確認しています。

●インシデントの記載が、看護記録基準に沿った内容になっているか
●インシデント発生後の観察や介入はできているか

　記録がうまく書けている場合には、記録者に声をかけたり、カルテメール（電子カルテ機能の1つ）を使用したりして「よくかけている」ことを伝えています。一方、記載に不備がある場合には、あるべき姿の記録になるように助言をします。

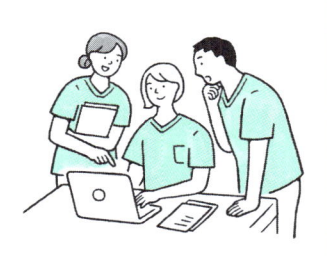

　このような日々の看護実践に対するタイムリーな指導は、研修での学びをさらに深めるチャンスになると思います。

資料① 当院ラダーⅤ研修の内容（シラバスより抜粋）

研修日	202●年10月●日（金）
時間	8：30 ～ 17：00
場所	トレーニングラボ室
ラダーⅤの 看護師像	多職種チームのリーダー的役割を果たしながら、院内外の多職種と連携・協働し看護を提供できる
獲得を 目指す力	【看護の核となる実践能力】【組織管理能力】
研修目的	保健医療社会に求められる記録のあり方を理解し、組織運営に貢献できる
研修目標	・医療に求められる記録を理解し管理できる ・記録を分析しその結果を可視化することで医療・看護の質の管理ができる

スケジュール 研修内容	時間	研修内容	講師
	8：30 ～	オリエンテーション	教育支援開発部門
	8：40 ～	講義 1）医療・看護の動向に応じた記録のあり方 2）記録を医療・看護の質の管理に活用する方法	A先生
		休憩	
	13：00 ～	講義 個人もしくはグループワーク DPCを使った看護の質管理に関する分析 看護記録を使った看護の質管理に関する分析 グループワーク発表　　など	
	～ 16：50	まとめ	
	～ 17：00	レポートテーマ発表・アンケート記入	教育支援開発部門

持ち物	・電卓（スマートフォンでも可）
事前課題	なし
事後課題	1600文字程度のレポート　レポートテーマは研修当日に発表 　提出期限：202●年1月●日　13：00

© NTT東日本関東病院看護部

> ◀ **Point**
>
> 外部講師の予定にもよるが、1日研修を金曜日に設定すると、講師も予定を調整しやすいことが多い

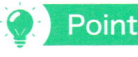

Point② 医療・看護の動向に応じた記録について学ぶ

時代背景とともに、これから求められるヘルスケアを想起して、その時代圏で進化し続けるシステム(電子カルテ)の進化について看護記録を交えながら学習します(**表2**)。記録媒体の進化の過程を学ぶことは、スタッフ指導に生かせる知識の習得につながります。

また、患者参画を推進しながら、多職種によるチーム医療を展開し協働するために活用できる電子カルテが持つ機能について学びます。

Check
電子カルテの導入により、看護記録と診療録・クリティカルパスをリンクさせることの重要性が、改めてクローズアップされています。

表2 医療系システムの進化

年代	医療系システム業界	当院のシステム関連
1960年代	●国民皆保険制度開始 ●医事会計システムが稼働	●NTT加入通信データサービス開発
1970年代	●臨床検査システムが稼働 ●オーダーエントリシステムが稼働	医療EDPS*化開始 ●コンピューターによる事務・管理・会計処理 ●大型コンピューター導入 ●医療用端末装置導入
1980年代	●レセプトコンピュータの普及 ●部門システムの導入	●医療事務・診療補助業務のシステム化
1990年代	●電子カルテシステムが稼働 ●オーダーエントリシステムの普及 ●西暦2000年問題	●オーダーリングシステム(医事会計と接続)開発・導入
2000年代	●「IT基本戦略」政府発表 ●電子カルテの普及	●2000年 12月新病院開院に伴う「新病院システム」稼働(電子カルテ導入) ●2004年 人間ドック・健診システム構築 ●2005年 電子カルテ無線化(無線LANネットワーク)
2010年代	●レセプト電算/オンライン化の普及 ●オンライン師資格確認の導入 ●クラウド技術導入	●2010年 DPCシステム導入 ●2012年 看護研修履歴管理システム導入 ●2017年 電子決済Eden導入 ●2018年 スマートベッドシステム導入、資産管理システム導入、患者用冷蔵庫の温度管理システムの導入、医療費あと払いシステム利用開始、キャッシュレス(LINE Pay、WeChat Pay、J-Mups)利用開始 ●2019年 職員スキル管理システム導入、ME危機管理システム導入、看護研修履歴管理システム導入、DWH導入、離院管理システム導入、Sma-pa(スマホによる案内表示盤)利用開始、がんゲノム検査オンライン接続利用開始
2020年代	●オンライン診療の普及(新型コロナウイルス感染症流行)	●2020年 文書管理システム導入、電子サイン導入、電子教科書(今日の臨床サポート)導入、不正侵入検知システム導入、医療辞書ローミングシステム(ATOK)導入、Join利用開始、外注検査会社とのシームレス連携開始

* EDPS(electronic data processing system)

Point③ 看護記録を看護の質向上と経営的視点につなげる

DPC/PDPSを用いて、看護の質管理に関する分析と病院経営における看護師の役割について学びます。具体的には、DPCコードやDPC点数早見表の読み方について演習を交えて学習し、診療報酬で得られる収入の算出方

法の考え方を習得します。

　当院のように DPC 特定病院群に位置している病院では、部署の病床管理や診療報酬加算にかかわる看護管理者が、DPC／PDPS について理解することは不可欠です。

　ラダーⅤ研修は、看護管理や専門分野における看護実践に必要な知識を得るだけでなく、「看護記録は誰のものなのか」「看護記録は誰のために書くものなのか」を考える機会にもなります。

　看護記録を理解することは、看護実践を広域にとらえることであり、正しい看護記録がどのように看護の質向上につながるか考えることにつながるのです。

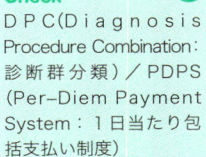

Check
D P C（D i a g n o s i s Procedure Combination：診断群分類）／PDPS（Per-Diem Payment System：1日当たり包括支払い制度）

💡 Point④ 管理者だからこそ最新情報を研修で得てもらう

　当院のラダーⅤ対象者の多くは、看護師長や看護主任です。そのため、研修受講と部署運営のバランスをとりづらいのが現状です。

　しかし、看護記録は病院機能評価の「カルテレビュー」という形で確認され、病院経営に大きな影響を与える重要な事項です。そこで当院では研修受講歴リストを作成し、受講を促す働きかけを行って、最新かつ正確な情報を得る研修受講を推進しています。

　当院のラダーⅤ研修は、現在、診療報酬についての理解を深めるために、DPC／PDPS を理解できるようなプログラムを組んでいます。しかし、以前はカルテレビューの確認ポイントの1つ「入院時の評価と治療・ケア方針の策定」にかかわる事項がなぜ必要なのか、適時・適切に記載されるとはどういうことなのかもプログラムの1つとして学んでいました。

　電子カルテが主流になってから、ひな型をコピー＆ペーストすることが容易になりました。しかし、病院機能評価では「多職種と協働し、患者にとってよい循環が回せているか」が審査されます。看護管理者は、スタッフ指導だけでなく、多職種との協働を図る役割を果たす必要があることを、研修で学べるようにします。

Check
カルテレビューの結果によって、適正な診療報酬が得られるか、減額されるかなどが決まります。

Check
病院機能評価では、患者に対して個別性のある計画の立案が求められます。多職種が各領域の初期評価を行い、そのアセスメントが記録されており、それらを統合して対象者に入院診療計画として共有される。そして対象者が納得して治療を受ける、という循環が適切に実施されているかが審査されるのです。

看護記録教育の重要ポイント①
ワークショップの活用

💡 Point① 実践につながる「体験型」の教育プログラムを組む

　看護記録の教育は、学習者の立場に立って実践することが大切です。記録を書く看護師の言葉に耳を傾けながら、共感的姿勢で指導するとよいでしょう。一方的な押し付けではなく、対話を通じて、学習者の看護実践レベルと看護記録の理解の程度を把握しながら進めましょう。

　当院では、看護記録教育にワークショップを取り入れています。実際の症例を用いた**グループワークやロールプレイ**を通じて、記録の書き方を実践的に学ぶことができます。ワークショップでは、机上の学習だけでは得られない、生きた知識とスキルを身につけられると考えています（**表1**）。

表1 ワークショップの特徴

	セミナー型	ワークショップ型
講師と受講者の関係	一方向	双方向
活動単位	個人	個人とグループ
情報の流れ	インプット型	アウトプット型
学習形態	講師の話を聞くといった座学中心	時には道具を用いながら 口や手や体を動かしながら学ぶ
適するテーマ	答えが1つに決まること、手法が決まっているもの	正解がないもの、人や組織により答えが変わるもの

💡 Point② 「書いてみる」「他者の記録を見る」ことで多角的な視点をもつ

　ワークショップは**相互学習を促進**します。参加者同士のディスカッションや発表を通じて、多様な視点や経験を共有できます。他者の記録を見たり、記録に対する考え方を知ったりすることで、自身の記録の改善点に気づくきっかけにもなります。

　一方的な講義形式と異なり、ワークショップでは参加者が**能動的に学習**に取り組めます。自ら考え、表現する機会を設けることで、学習意欲と理解度が高まります。

　また、ワークショップ中に作成した記録に対して、**その場でフィードバック**を得ることができます。即時に修正点を把握し、改善し、臨床現場の実践につなげることができます。

Point③ 「伝えるべきポイント」を明確にすることが最も大切

看護記録の教育においては、単に正しい書き方を教えるだけでなく、記録の意義や重要性を理解してもらうことが大切です。ワークショップを通じて、参加者が主体的に学び、互いに高め合える環境を作ることで、より効果的な教育ができると考えています。

当院のワークショップは、ラダーレベルに応じて実施されますが、重要視しているポイントは、専門職としての看護師のアセスメントを記載すること、カルテ開示に耐えうる記録を残すこと、クリティカルパス分析による看護ケアの改善の3つです。

ワークショップを盛り上げるために、当院で行っている工夫は、以下の3つです。これらを組み合わせると、参加者の主体的な学びが促され、より実践的で印象に残るワークショップを提供することができるでしょう。

Check
①参加型アプローチの導入、②学習環境の工夫、③フィードバックの充実化を意識してワークショップの方法を選択しています。

参加型アプローチの導入

❶**事例検討の活用**：実際の患者の事例を用いて、グループで看護記録の監査を行う。参加者が能動的に考え、議論することで学びが深まる。

❷**ロールプレイの実施**：カルテ開示を意識した看護記録を学ぶため、看護師役と患者役に分かれて「記録内容に不備があること」を指摘し合い、最終的にはどのような看護記録であればカルテ開示に耐えうるか、その作成プロセスを体験する。これによって、実践的なスキルが身につく。

Check
転倒転落や薬剤の血管外漏出など、有害事象を事例にしてロールプレイを行います。

学習環境の工夫

❶**小グループでの活動**：5〜6人程度で作業を行うことで、全員が発言しやすい環境をつくる。

❷**視覚ツールの活用**：模造紙や付箋を使って意見を可視化したり、実際にクリティカルパスを作成したりすることで、グループ内での情報共有を促す。グループ内で作成した資料は参加者全員が見られるように掲示したり、各グループのテーブルを回る時間をつくったりして、参加者全体の情報共有も促す。

フィードバックの充実化

❶**相互評価の導入**：グループ間で検討した内容を評価し合い、多様な視点から学びを深める。

❷**ファシリテーターの活用**：各グループに看護主任や記録委員をファシリテーターとして配置し、適切なアドバイスを提供する。

Check
例えば「AからはじめるSOAPの書き方(→ p.112)」では、他グループが作成したSとOの記録から、Aを導きだすといったワークショップを行っています。

A からはじめる SOAP 記録

 Point① アセスメントは「看護専門職としての判断」である（表１）

皆さんは、SOAP 記録を書くとき、どこから書き始めますか？

きっと、S → O → A → P の順に記載することが多いでしょう。そのためなのか、時折「S と O だけしか書かれていない」記録を見かけます。

しかし、そのような記録では、次のケアの担い手に「どのようなケアを継続していかなければいけないか」明確に伝えることはできません。

表１ SOAP記録で書くべき内容

項目	名称	記載内容
S	主観的データ Subjective	患者の訴え、感じていること、思いなどアセスメントの根拠となる主観的な情報
O	客観的データ Objective	測定値、観察所見、検査結果などアセスメントの根拠となる客観的な情報 ＊記載者の解釈や判断は記載しない
A	アセスメント Assessment	主観的情報と客観的情報から導きだした看護師の判断（問題の明確化と評価）
P	ケアプラン Plan	アセスメントから考える提供すべきケアの優先順位、内容、方法、時間、評価方法や評価日

「A の記載がない」記録は、伝わりにくい

当院の看護記録で「アセスメント」として記載される内容を**表２**にまとめます。主観的・客観的データから導かれた「看護師の判断」を、端的にまとめると、このような表現になることがわかると思います。

必要なデータを限定して S と O に記載し、ケアの次の担い手に、自分の実施したケアや専門職としての判断を伝えることができる記録を残すことが大切であることが、わかると思います。

また、**A に記録があることで、情報収集時間も短縮される**でしょう。

 Point② ワークショップでは「自分の記載が伝わるか」がリアルにわかる

では、当院で行っている「A から始める SOAP 記録」のワークショップの流れをみていくことにしましょう。

表2 アセスメントに記載される内容

No	大分類	アセスメント項目	No	大分類	アセスメント項目
1	身体	呼吸状態は維持・改善(傾向)・悪化(傾向)	18	身体	ADL は維持・改善(傾向)・悪化(傾向)
2	身体	循環動態は維持・改善(傾向)・悪化(傾向)	19	身体	排泄機能は維持・改善(傾向)・悪化(傾向)
3	身体	栄養状態は維持・改善(傾向)・悪化(傾向)	20	身体	生殖機能は維持・改善(傾向)・悪化(傾向)
4	身体	消化器症状はなし・改善(傾向)・悪化(傾向)	21	身体・精神	睡眠状態は保持・改善(傾向)・悪化(傾向)
5	身体	嚥下摂食機能は維持・改善(傾向)・悪化(傾向)	22	身体・精神	自己管理は良好・困難
6	身体	疼痛はなし・あり・緩和・緩和できていない	23	身体・精神	認知機能は正常・正常範囲外
7	身体	感覚・知覚機能は維持・改善(傾向)・悪化(傾向)	24	身体・精神	認知機能の悪化はなし・あり
8	身体	代謝機能は維持・改善(傾向)・悪化(傾向)	25	精神	不安はなし・あり／不安は軽減・軽減できていない
9	身体	電解質バランスは維持・改善(傾向)・悪化(傾向)	26	精神	ストレスマネジメントの強化
10	身体	水分バランスは維持・改善(傾向)・悪化(傾向)	27	精神	ストレスマネジメントは可能・困難
11	身体	安全は確保できている・できていない	28	精神	自己概念の不一致はなし・あり
12	身体	皮膚状態は正常・正常範囲外	29	精神	自己概念の不一致は改善(傾向)・悪化(傾向)
13	身体	創状態は改善(傾向)・悪化(傾向)	30	価値・信念	価値・信念を維持・維持困難
14	身体	褥瘡発生のリスクあり・なし／褥瘡あり・なし	31	社会	社会的役割を維持・維持困難
15	身体	合併症出現のリスクあり・なし／合併症あり・なし	32	社会	家族支援の必要性あり・なし
16	身体	感染のリスクあり・なし／感染あり・なし	33	社会	調整(組織・人・環境など)の必要性あり・なし
17	身体	意識状態は正常・改善(傾向)・悪化(傾向)	34	その他	その他

© NTT 東日本関東病院看護部

Step1：アセスメント項目を1つ選択してAに記載する

まずは取り上げるアセスメント項目を1つ、**表2**のなかから選択します。
自部署で想定されるものを選択すると、実践に直結した学びが得られます。

● Step1の記載例

S	
O	
A	疼痛は緩和した
P	

Step2：選択した A に対する S、O を記載する

　自身のこれまでの経験をふまえて「自分だったら、このような S・O・A であれば理解できる」と思える内容を、S と O に書き込みます。

　「書いてみる」ことでふだん自分が書いている S と O が、どのような A のために記載されているのか、その記録が他者に伝わる内容なのかを改めて知ることができます。そこから得られる気づきが、その後の自分の糧となります。

●**Step2の記載例**

S	痛み止めを追加した後は、痛みが少なくなりました
O	季肋部に痛みを訴える。NRS は7。痛みは持続的にあり、体位変換をするのも困難な様子である。手術不可能な胃がんで緩和治療を行っている 昨日から、塩酸モルヒネ20mg＋生理食塩液6mLの注射が0.15mL/mLで持続的に投与されている。痛みが増強したため、医師の指示に従い塩酸モルヒネを1時間分フラッシュした 塩酸モルヒネをフラッシュした後の NRS は2
A	疼痛は緩和した
P	

Step3：記載した S と O だけを読み上げ、伝わるか確認する

　グループメンバーに、自分の書いた「S・O」の情報を発表し、**表2**（→ p.113）のなかから「どの A に該当するか」を選択してもらいます。正解した場合は拍手で終了となりますが、不正解だった場合は「自分の選択した A」を伝え、何がわかりにくかったか、どうすれば伝わりやすくなるか、グループメンバーに意見をもらって修正します。

　修正後、他グループに対しても同様に「S・O」の情報を発表し、**表2**のなかから「どの A に該当するか」を選択してもらい、より精度を高めていきます。

Check
書きすぎているから伝わらない場合もあります。具体的に、どの記述がわかりづらいのか、第三者の意見をもらうことは大きな学びとなります。

🔍 ちょっと詳しく：Extra

グループワークは Web よりオンサイトが適していることもある

　看護記録の講義は、Web 講義を活用するとよいでしょう。繰り返し視聴ができるメリットもあります。

　しかし、どのような看護記録を書いたらよいか、多様な視点から看護記録について考えるにはグループワークやディスカッションが有効的であると考えます。直接的な対面コミュニケーションにより、講師と研修生との即時的な質疑応答や議論が可能となり、理解度の向上につながります。また、他の研修生との交流と通じて人現関係やネットワークの構築にも寄与します。

　なお、グループワークを行う際は、アイスブレイクを活用し、参加者同士が打ち解けやすい雰囲気をつくることからはじめます。また、あらかじめ小さなグループ（5人以下）に分けることで、発言のハードルを下げるような工夫も必要です。

　講師が質問をする際には、個人ではなくグループで話し合って回答してよいことを伝えたり、「パスは3回まで OK です」など、研修参加者全体で回答するような場の雰囲気を作ったりするとよいでしょう。また、各グループにファシリテーターを配置し、参加者にか積極的に声かけを行い、参加者の意見を肯定的に受け止め、自信をもって発言できる環境を整えてみるのも一案です。

● Step3で読み上げること

S	痛み止めを追加した後は、痛みが少なくなりました
O	季肋部に痛みを訴える。NRSは7。痛みは持続的にあり、体位変換をするのも困難な様子である。手術不可能な胃がんで緩和治療を行っている 昨日から、塩酸モルヒネ20mg＋生理食塩液6mLの注射が0.15mL/mLで持続的に投与されている。痛みが増強したため、医師の指示に従い塩酸モルヒネを1時間分フラッシュした 塩酸モルヒネをフラッシュした後のNRSは2
A	
P	

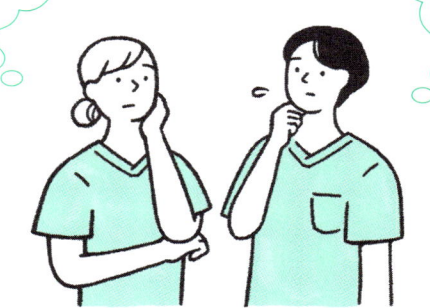

自分なら「**疼痛が緩和した(NRSが7→2)**」とアセスメント

自分なら「**疼痛が緩和していない(モルヒネフラッシュでようやくNRSが7→2になった)**」と理解

患者・家族トラブルを予防する

 Point① 看護師だからといって医療紛争と無縁ではいられない

　医療紛争とは、医療行為に関連して発生するトラブルや対立を指し、医療事故や医療過誤が原因で患者と医療者間の間で生じる紛争を含みます。

　医療には多くの職種がかかわりますが、私たち看護師は、診療の補助と療養上の世話の役割を担っていることから、トラブルに直面することが少なくありません。

　医療紛争に至った場合、**看護記録はその当時の状況を示す重要な証拠**となります。客観的で詳細な事実の記載、診療録や他の記録との不一致がなく、一貫性が保たれていることが重要です。

 Point② 「インシデント発生後」の記録では、明確さ・透明性が重要

　インシデントが発生した場合でも、**記録する内容は、通常時と同じ**です（表1）。

　しかし、インシデント発生時の状況や医療者の対応などは、いつも以上に明確に記載する必要があります。記録の改ざんや隠ぺいを「行わない」だけでなく、**「疑われない」ような記録**としなければならないのです。

表1 インシデント発生時に記録すべき内容

- 患者の発言
- 患者の状況・観察した内容
- 測定値や検査の結果
- 行った処置やケアの内容
- 医師などへの報告と受けた指示内容
- 患者・家族への説明の実施とその内容および説明への反応や理解度
- 観察を継続し、評価した内容　など

記載のポイント

　初期対応にかかわった医療者（医師・看護師など）**全員で事実確認**を行い、正確に記載します。

　インシデント発生後の記録は、経時的に（分単位で）記載します。事実を正確に客観的に記載することが大切なので、**想像・憶測に基づく内容・評価や、曖昧な表現は避けなければ**なりません。

Check
初期対応が終わったらすみやかに記載を始めます。初期対応が一段落しても、患者の状態が安定するまでは、経時的な記録を続けます。

また、インシデント発生時の状況は詳細に記載します。インシデント発生前の「異常がなかった時点」のことや、実施した処置やケアについても漏れなく記載します。

患者・家族への説明の記録では、医師が説明した内容は医師が記載するのが原則です。看護師は、説明に対する患者・家族の発言や反応を記載します。再発防止のための説明・指導を行い、患者の反応を記載するなども大切です。

Check
処置・ケアを行った場合は、すみやかに記載します。

Point③ トラブルや対立は「不信感・疑念」から生じる

患者・家族と医療者間において、何らかのトラブルや対立が生じた場合、患者と家族はカルテ開示を求めます。

それは、医療者に対して「不信感がある」「何か、疑わしいと感じることがあった」という前提があって生まれる行動です。だからこそ、自分たちが行った看護を正しく看護記録に残すことが大切となるわけです。

明確さ・透明性が満たされた記録であれば、患者・家族の不信感や疑念も払拭されます。

Point④ カルテ開示を想定した記録には「倫理的な視点」が不可欠

カルテ開示請求にはすみやかに応じる必要がある

カルテ開示とは、患者などからの求めに応じて診療記録の閲覧・謄写交付を行うことです。厚生労働省から『診療情報の提供等に関する指針』が出され、インフォームドコンセントの理念や個人情報保護の考え方をふまえ、以下の目的のもとで実施されています。

- 診療情報の提供などに関する医療者・医療機関の管理者の役割や責任の内容の明確化・具体化を図ること
- 医療者が診療情報を積極的に提供することで、患者などが疾病と診療内容を十分に理解し、医療者と患者などが共同して疾病を克服するなど、よりよい信頼関係を構築すること

また、診療記録の開示の際、患者などが補足的な説明を求めたときは、できる限りすみやかに担当の医師などが説明を行うことが望ましいとされています。

Check
医療者は、患者などが診療記録の開示を求めた場合には、原則としてこれに応じなければなりません。

Check
医療者には、医師・歯科医師・薬剤師・看護師その他の医療者が含まれます。

カルテ開示の手続きは、医療機関によって異なる

カルテ開示を求めることができるのは、原則として患者本人です。しかし、患者本人から代理権を与えられた親族などや遺族も、カルテ開示請求を行え

1 看護記録基準

2 標準看護計画

3 クリティカルパス

4 看護記録の監査

5 看護記録の教育

ます。

　開示に関する手続きは、各医療機関にて定められています。ただし、患者などの自由な申し立てを阻害しないよう、「開示請求の理由」を明らかにするよう求めることは不適切とされています。

　カルテ開示請求を受けた医療機関は、検討委員会などで検討したうえで開示の可否を決定することが望ましいとされています。

Check
患者が未成年の場合は親などの法定代理人がカルテ開示請求を行います。ただし、満15歳以上の場合、疾患の内容によっては、法定代理人を通さない請求も認められています。

Check
医療機関は診療記録の開示に要する費用を徴収することができます。

「カルテ開示＝第三者が記録を見る」という前提をもつ

　カルテ開示を想定した記録では、誰が見ても事実が正しく伝わり、不快に感じない表現で記載されていることが重要です。そのためには、倫理的配慮が欠かせません（**表2**）。

表2 倫理的に配慮した記載

人権・人格を侵害する表現は避ける	これはダメ	「神経質」「頑固」「理解力が悪い」「やる気がない」など
	こう整える	判断した根拠を示し、正確かつ客観的に記載する 「○回尋ねている」 「○○を繰り返している」など
医療従事者が優位と感じる表現は避ける	これはダメ	「やらせる」「○○を理解させる」「指示に従わない」「○○を没収する」など指示・命令系の表現
	こう整える	行動自体を記載する 「○○を行うように促す」 「○○を説明し承諾を得た」 「○○の説明の結果、△△という行動をした」 「○○を一時的に預かる」など
誤った敬称や敬語、権限や権威を示す用語は使用しない	これはダメ	「A先生に指示を仰ぐ」「監視する」「許可がおりた」など
	こう整える	フラットに書く 「A医師に指示を受ける」 「観察する」 「可能となった」など
「患者の発言」のみ記載し、対応の記載を省いてはいけない	これはダメ	SOAPの「すべての欄」を埋めないなど
	こう整える	「SOAPのS欄（またはS欄・O欄）だけしか記載されていない記録は、読み手に「対応がされていない」印象を与えるため、必ずO欄・A欄・P欄に対応を記載する
医療者自身の覚書にしない		
主観や憶測、決めつけや感情的な表現は避ける	これはダメ	「勝手に歩いている」など
	こう整える	「（○○をしようと）歩き出した」など

記載のポイント（図1～3）

　カルテ開示を求められるのは、転倒などのインシデントが起こった場合や、血管外漏出など治療に伴う不利益な事象が起こった場合などが多いです。

　このような場面では、「最善の対応をとっていたのに」という思いから感情的な表現を用いてしまったり、医療者自身の行動ばかりを記載した覚書のような記載になってしまったりしがちなので、注意が必要です。

図 1-1 記録の実際と改善ポイント：A欄・P欄が記載されていない例

〈患者の状況〉
90 歳女性、認知機能低下あり
路上で転倒し、外傷性くも膜下出血で入院、11 日目
転倒により硬膜下血腫となった

S	覚えてないです	◀ Point

S 覚えてないです

▶ 説明に対する患者の反応を記載する。SO だけでなく、SOAP（F）の記載が必要

O 22 時より、本人希望にてナースステーションで過ごし、23 時にベッドへ戻った。その際、胴抑制をつけたところ「つけていると眠れない」と訴え、胴抑制を触り、落ち着きがなくなってしまった。そのため、4 点柵＋体動コールを短くし、対応した。その後 1 時間ごとの巡視で入眠を確認

4：47
同室者の対応時にベッド 4 点柵＋体動コールが付いていることを確認
本人は入眠中

5：33
体動コールが鳴り、大きな音がしたため訪室。ベッドの足下で仰臥位で倒れているのを発見。ベッド右側 2 点柵は下ろされていた
声かけに反応なし。右共同偏視あり

▶ Point 事実のみ記載（柵を下ろす場面は確認していない）

看護師 2 人がかりで抱きかかえてベッドに移乗。その後意識を取り戻し JCS I − 2。名前・生年月日正答。共同偏視なし。その後嘔気が出現し、唾液少量嘔吐

5：35
BP 214/75
SCU 当直にコール、すぐに Dr ○○来棟
嘔気消失。全身確認するも打撲跡なし。本人上記 S あり。車椅子で CT 移送

▶ Point 曖昧な表現ではなく、時間を記載

6：15
BP 213/104
Dr ○○が末梢ルート留置後ニカルジピン 1 mL IV

6：16
BP 164/97
CT 上にて新規出血あり。血圧コントロール必要なため HCU にステップアップとなった
上記夜勤看護師長へ報告

▶ Point A 欄に転倒発生後のリスクアセスメントの記載が必要。診断や状況判断に基づく個別的なアセスメントが必要

▶ Point F 欄に記載（患者・家族への説明が必要）

A

P

▶ Point 血圧以外のバイタルサインを記載（脈拍・呼吸・体温・SpO$_2$ など）

▶ Point 記載の必要なし。その代わり、P 欄に看護計画に基づき、看護介入や観察項目の立案、観察の頻度などを記載

図 1-2 改善された記録（例）

S	5：40 覚えてないです （転倒により治療が必要となったことを説明） 6：20 そうですか、わかりました
O	22 時より、本人希望にてナースステーションで過ごし、23 時にベッドへ戻った。その際、胴抑制を装着したところ「つけていると眠れない」と訴え、胴抑制を触り落ち着きがなくなってしまったため、4 点柵＋体動コールを短くして対応。0 時・1 時・2 時・3 時・4 時と1時間ごとの巡視では睡眠中であった 4：47 同室者の対応時にベッド柵＋体動コールが付いていることを確認した。睡眠中であった 5：33 体動コールが鳴り、大きな音がしたため訪室。ベッドの足下に、仰臥位で倒れているところを発見。ベッド右側の2点柵は下りていた 声かけに反応なし。右共同偏視あり。看護師2人がかりで抱きかかえベッドに移乗した 5：34 意識を取り戻し、JCS I－2。名前・生年月日正答。共同偏視なし。嘔気出現し、唾液少量嘔吐 5：35 BP 214/75、P 98、R 28、T 36.5℃、SpO$_2$ 94% SCU 当直にコール 5：38 Dr ○○来棟 5：40 嘔気消失。全身を確認するも打撲跡なし。本人上記 S あり。車椅子にて CT へ移送 6：15 BP 213/104、P 86、R 20、T 36.8℃、SpO$_2$ 95% Dr ○○が末梢ルート留置後、ニカルジピン1mL IV 6：16 BP 164/97、P 80、R 18、T 36.2℃、SpO$_2$ 95%
A	夜間排尿が2〜3回あることから、尿意を感じて起き上がろうとしていたことが考えられる 新規出血の診断のため、経時的に意識レベルや全身状態の観察が必要である
P	転倒高リスクの看護計画立案、意識レベルや脳神経症状の観察項目を立案、1時間ごとに観察する 患者・家族に対し、医師とともに病態や状況の説明を実施する
F	6：20 血圧コントロールが必要なため、HCU にステップアップとなった

図2-1 記録の実際と改善ポイント：「客観性」が保たれていない例

喉頭がん術後、誤嚥性肺炎で入院中の79歳の男性
点滴スタンド保持で歩行可能も、ふらつきは軽度あり、転倒リスクは高リスクであった

S	なぜ、ああなってしまったのか、わからない
O	**20：40** 受け持ち看護師休憩中。他2人スタッフは患者対応中。発見者はステーション周囲にいたが、超高リスク患者のナースコール対応のためステーションを離れた **20：43** 患者対応中、A氏からナースコールあり。数回鳴った後（コール履歴で14秒）に「お待ちください」と返答し、超高リスクの患者の対応を終えてからA氏のもとを訪問 **20：45** 病室の入口で、A氏が便座の前で尻もちをついているのを発見。抱えてトイレの便座に座らせ同職者を呼ぶ 頭部外傷ないことを本人にも確認。バイタル測定実施（変動なし）。歩けることを確認し病床へ誘導。尿失禁あり。腰背部痛の訴えあり、皮膚状況を確認すると右腰背部に擦過傷あり。外科当直医に状況報告 受け持ち看護師休憩より戻り、状況報告し引き継ぐ。NRS6訴えあり外科当直医来棟し診察。CT・X線の指示あり実施。CT・X線結果にて右第11肋骨骨折の診断あり 本人に医師から病状説明。主科当直の医師へ連絡。痛みの部位にクーリング、保存加療の方針となった 擦過傷部分へデュオアクティブCGF貼付、疼痛は体動時に増強あるが、平静時には自制内へ落ち着いた深夜帯体動前にナースコールあるがすでに歩行し始めているため再度説明を行う。歩行状態安定、背部の疼痛の増強・呼吸苦なし。モニター上SAT90代後半維持
A	**【転倒転落リスクアセスメント】20XX－X－24　21：00** 評価タイミング　転倒転落の発生直後 ・転倒歴：あり（15点） ・二次的診断：あり（15点） ・歩行補助：杖／歩行器／松葉杖（15点） ・静脈注射またはロック中：あり（20点） ・足取り：弱い（10点） ・精神状態：自身の能力を判断できる（0点） 転倒転落点数　合計85点 転倒転落防止介入　超高リスク（75点以上） ・「転倒転落の超高リスク状態」看護計画立案
P	転倒介入評価し超高リスクへ変更 ナースコールにはすみやかに対応する 体動前にナースコールを押すように説明し、看護師が訪室するまで歩行せずに待機するよう説明する

Point 看護師の行動の記録は不要

Point 患者の行動や事実を記載するだけでよい

Point 転倒発見時の意識レベルやバイタルサイン値を記載

Point 創傷がある場合は、サイズ（大きさ）などの客観的な情報が必要

Point 検査出棟時の方法（車椅子、ストレッチャーなど）明記

Point 医師からの説明に対する反応や理解度を記載

Point 疼痛の程度は、NRSで客観的に記載

Point いつの状況の記録なのか不明なので不要

Point リスクの再アセスメントだけではなく、必要な観察を記載

Point この記載は不要。代わりに、患者に行った説明や指導内容を記載。また、看護介入や観察頻度を記載し継続

Point 医師が診察した時間や処置を行った時間は明記

図 2-2 改善された記録（例）

S	20：45 なぜ、ああなってしまったのか、わからない（転倒後の説明に対する反応） 21：15 骨折ですか… 痛みが強くなったら言います
O	20：43 ナースコールあり、「お待ちください」と返答した 20：45 訪室したところ、A 氏が便座の前で尻もちをついているのを発見 上記 S あり、本人を抱えて、トイレの便座に座らせ、同職者を呼んだ。頭部外傷がないことを本人に確認した 20：48 BP 158/88、P 92、R 26、SpO_2 89% 本人が歩けることを確認し、病床へ誘導した。尿失禁している状況であった 腰背部痛の訴えあり、皮膚状況を確認すると右腰背部に 3cm 大の擦過傷あり。外科当直医に状況報告した。腰背部痛は、NRS6 であった 20：53 外科当直医来棟、診察実施。ストレッチャーで CT と X 線検査へ出棟の指示あり施行 CT、X 線結果より、右第 11 肋骨骨折と診断された 21：15 擦過傷部にデュオアクティブ®CGF 貼付、腰背部痛は NRS 5であった 本人に当直医師から病状説明し、上記 S あり。疼痛部位のクーリングで経過観察となった 22：00 BP 136/70、P 78、R 18、SpO_2 97% 腰背部痛は NRS 3
A	尿意があり、自身でトイレに行ったところ、バランスを崩したと考えられる。就寝前のトイレ誘導が必要であった 打撲部分が明確ではないため、経時的に全身状態の観察を行い、痛みや新たな傷の発生がないか確認が必要である 【転倒転落リスクアセスメント】テンプレート 評価日時　20 ○○−○− 24　21：00 評価タイミング　転倒転落の発生直後 ・転倒歴：あり（15 点） ・二次的診断：あり（15 点） ・歩行補助：杖 / 歩行器 / 松葉杖（15 点） ・静脈注射またはロック中：あり（20 点） ・足取り：弱い（10 点） ・精神状態：自身の能力を判断できる（0 点） 転倒転落点数　合計 85 点 転倒転落防止介入　超高リスク（75 点以上）…「転倒転落の超高リスク状態」看護計画立案　テンプレートについては p.40 参照
P	疼痛の状況を 3 時間ごとに確認を行う 体動の際には、ナースコールを押すように説明し、看護師が訪室するまで歩行せずに待機するように説明を行う 必要に応じて、離床センサーや離座センサーを使用する 排尿パターンを確認し、誘導する

図 3-1 記録の実際と改善ポイント：曖昧でA・P欄の記載もない例

〈患者の状況〉
74歳、男性
直腸がん術前の輸液管理中
夜間に血管外漏出があり、日中に対応

S	こんなに腫れて心配になっちゃって
O	24時間持続で右前腕よりビーフリード輸液投与
	深夜帯、点滴漏れあり、前腕から上腕にかけて腫脹。クーリングを実施。夜勤帯より上腕が腫れているとの申し送りあり
	午前中検温の際、右上腕の腫脹を確認、クーリングし様子を見ていた
	処置係が清潔ケアで訪室した際、水疱を発見。WOC看護師に診察依頼。16時ごろ「今すぐ皮膚科で見てもらいたい」と本人の意思強く、WOC看護師に再度診察依頼。WOC看護師より「皮膚科受診依頼をかけたほうがよい」と打診あり、皮膚科受診する流れとなった
	皮膚科で発赤腫脹部に局注実施。連日アンテベート軟膏塗布処置を実施することになった
	主治医、リーダー、看護師長に報告。インシデントレポート提出。上記夜勤看護師長へ報告
A	
P	

> ◀ Point
> 看護介入や観察項目の立案、観察の頻度などを記載。SOだけでなく、SOAP（F）の記載が必要

> ◀ Point
> この記載は不要

> ◀ Point
> 患者への説明内容や説明に対する反応・理解度、血管外漏出により起こりうる患者への影響などを記載

> ◀ Point
> インシデントレポートについては記載不要だが、医師や看護師と情報共有を行ったことは記載が必要

> ◀ Point
> 観察した時間と客観的な情報を記載

🔍 ちょっと詳しく：Extra

システム障害時の代替記録

　近年、大規模災害に見舞われ復旧に長時間を要したり、サイバー攻撃によるシステム機能停止が発生したりするトラブルが発生しています。

　日常においても、何らかの理由で不具合が生じ、システム障害に至ることがあります。システム障害時の代替記録は、業務の継続性を確保するために非常に重要です。

　一方、バックアップシステムの整備がなされているか確認しておくことも必要です。代替記録の方法の1つは、紙媒体による記録です。看護経時記録やオーバービュー（検温表）などを準備しておきましょう。「電子カルテ全般が停止した場合」「電子カルテの参照のみ可能な場合」といった運用方法を定め、マニュアルを作成しておきます（→ p.26）。

　システム障害時に混乱を予防し安全な医療提供ができるように、システムダウンを想定し、定期的（年に1回）に訓練を行う必要があります。

図 3-2 改善された記録（例）

S	9：30 こんなに腫れて心配になっちゃって 16：00 わかりました。皮膚科の先生に診てもらったから安心しました（説明に対する反応）
O	24 時間持続で右前腕よりビーフリード®輸液を投与していた 0：20 点滴漏れあり、前腕から上腕にかけて腫脹あり。クーリングを行っていた 9：30 右上腕が腫脹していることを確認し、クーリングし様子をみていた 右上腕の熱感軽度あり、発赤5cm 大、NRS 4、10cm 大腫脹あり 15：00 処置係が清潔ケアで訪室した際、0.5cm 大の水疱が2個できていることを発見し、WOC 看護師に確認を依頼した。WOC 看護師より皮膚科受診の依頼が必要とアドバイスがあり、皮膚科受診となった 16：00 皮膚科で発赤・腫脹部に局注を実施。連日アンテベート®軟膏塗布を実施することになった 医師より、点滴液の血管外漏出により炎症が起きている状況であり、処置が必要であることが説明された
A	ビーフリード®は血管外漏出で潰瘍形成・壊死の可能性があるため、漏出部位を経時的に観察する必要がある
P	漏出部位の観察を3時間おきに行う 右前腕漏出部位の熱感、疼痛、発赤、腫脹の観察項目を立案する 軟膏塗布を毎日行う
F	現状の情報共有を医師、看護師に行った

（高瀬園子、瀧沢美奈、天野典子、村木泰子）

▼文献
1）井下千以子：看護記録の認知に関する発話分析－「看護記録の教育」に向けた内容の検討－. 日本看護科学学会誌. 2000；3；80–91. https://www.jstage.jst.go.jp/article/jans1981/20/3/20_80/_pdf/–char/ja（2024.11.7 アクセス）.
2）友納理緒：裁判例から学ぶ看護ケアと看護記録. 医葉薬出版, 東京, 2022；159-162.
3）嶋崎明美：医事紛争を防げ！演習で学ぶ医師・看護記録. 金芳堂, 京都, 2019；15-1.

看護記録を「整えた」後に

院内の看護記録が「整った」後には、時代に合わせて改良を重ねていく段階に入ります。医療DXが急速に進んでいる現在、中小規模病院やクリニック・施設などでは、これから急ピッチに電子カルテを導入することもあるでしょう。その際には、看護記録を再度整えていく作業が必要となるかもしれません。

看護記録が重要なのは、病院だけではありません。地域で患者を支えるために、訪問看護や療養施設などでは「入院中はどのような治療が行われ、現在どのような状態なのか」が重要となります。医療職だけでなく、介護職や福祉職にとっても、看護記録は非常に重要な情報です。

看護の本質を見失わないよう、整えた看護記録を、より使いやすく、より質向上につなげるためにはどうすればいいか、考えていきましょう。

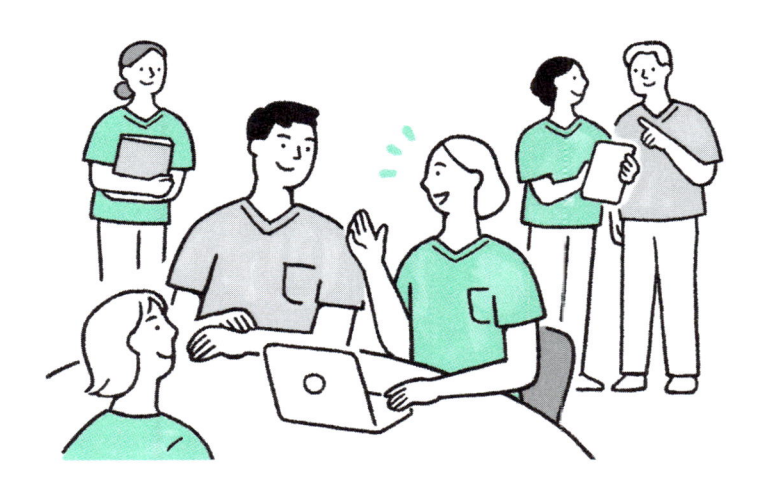

変化の時代における
看護記録のあり方を考える

 Point① 看護記録は時代に合わせて変化していくもの

　看護記録は、患者へ質の高いケアを提供するための重要なツールであり、医療チームの連携や継続的なケアを支える礎となるものです。

　本書では、看護記録基準を整えることから始め、標準看護計画を整え、クリティカルパスとの整合性をとり、監査の徹底と教育体制の構築まで、看護記録に関する包括的な内容を取り上げました。これらの要素を適切に整えることで、看護記録の質の向上と、業務の効率化を図ることが可能となります。

　しかし、医療を取り巻く環境は急速に変化しています。そのような時代においては、看護記録のあり方も、今後さらなる進化が求められるでしょう。特に注目すべきは、デジタルトランスフォーメーション(DX)の進展です(→ p.4)。

中小規模病院でも電子カルテ化の波には逆らえない

　大規模病院では、電子カルテの普及により、紙媒体からデジタル化への移行が進んでいます(**図1**)。今後はAI(artificial intelligence：人工知能)やビッグデータ解析などの先端技術が搭載された、より高度な看護記録システムの導入も期待されます。

　例えば、音声認識技術を用いた看護記録の自動入力や、AIによる記録内容のチェック機能の実装により、看護師の記録業務の負担軽減と記録の質の向上が同時に実現できるかもしれません。

　また、ウェアラブルデバイスやIoT(Internet of Things：モノのインターネット)機器からリアルタイムで患者データを取得し、自動的に記録に反映させることで、より詳細かつ正確な患者情報の把握が可能になり、看護師にしかできないケアを実践できる環境になっているかもしれません。

Check
ウェアラブルデバイス：身体に装着するタイプの電子機器。スマートウォッチ(腕時計型)やスマートグラス(眼鏡型)などが代表的
IoT機器：インターネット接続可能なデバイスの総称

図1 電子カルテ化によって使用されるようになったデジタル機器（当院の例）

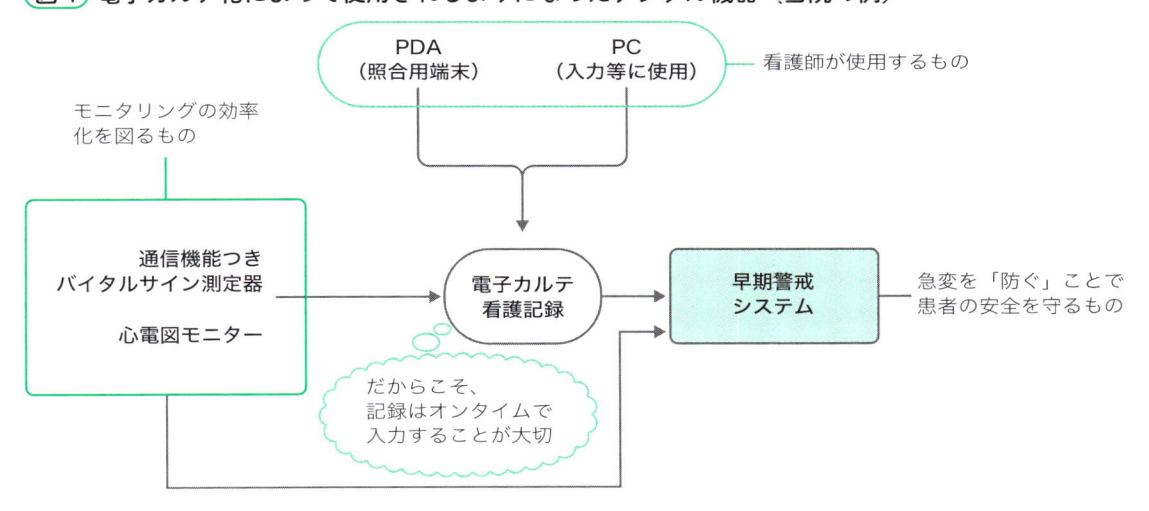

 ちょっと詳しく

早期警戒システムは「急変を防ぐ」ために開発された

　当院には、早期警戒徴候対応ガイドラインがあります。ガイドラインには、患者の状態変化、バイタルサインの異常、意識レベルの変化があった際に National Early Warning Score（NEWS）を用いて患者の状態を評価することが定められ、評価点数やリスク判定に準じた対応方法が示されています。

　患者の評価に使用するのは、7つの観察項目（呼吸数、SpO_2、酸素投与、体温、収縮期血圧、心拍数、意識レベル）です。これらのデータを自動集計し、入院患者の全状況をモニタリングするしくみとして、当院では 2022 年 8 月から早期警戒システムを稼働しました（上記**図1**）。

　このシステムでは、電子カルテに記録したデータだけではなく、異なるベンダーの心電図モニターから得られるデータや、「眠り SCAN（パラマウントベッド株式会社）」から得られる心拍数と呼吸数（参考値）を、定期的に集めることができます。

　また、NEWS の評価が高リスクになった場合はナースコールが発報し、受持ち看護師の PHS にリスク評価の結果と点数が表示されます。

　このシステムの運用によって、エマージェンシーコール（患者の容態悪化時に全館一斉放送されるコール）は減少し、患者へ安全で安楽な医療とケアの提供につながっています。

Point②　地域連携推進のため多施設での看護記録の共有が進む

　さらに、地域連携や他施設連携の観点からも、看護記録の重要性は増していきます。高齢化社会の進展に伴い、在宅医療や地域包括ケアシステムの充実が求められるなか、**異なる施設間での円滑な情報共有**が不可欠となります。

　クラウド技術を活用した統合的な医療情報プラットフォームの構築により、病院、診療所、介護施設、在宅サービスなど、さまざまな場所で提供される医療・介護サービスの記録を一元管理し、シームレスな連携を実現することが可能になることが予測されます。その場合、個人情報保護やセキュリ

ティ対策にも十分な配慮が必要となるため、これらを統合的に検討し対応が求められると考えられます。

　これらの変化に対応するためには、**看護記録の標準化とデータの構造化**がさらに重要になります。看護記録の既存の枠組みを基盤としつつ、より柔軟で汎用性の高い記録形式の開発が求められるかもしれません。

図2　統合的な医療プラットフォームの構築（イメージ）

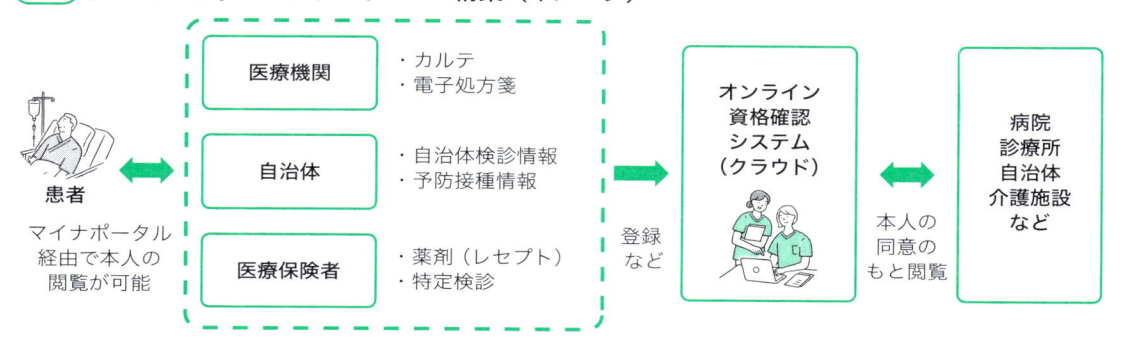

Point③　DXが進んでも、看護の本質は変わらない

　テクノロジーの進化に伴い、看護師に求められる能力も変化していきます。デジタルツールを効果的に活用する能力や、データ分析に基づく看護実践の重要性が増すことが予想されます。したがって、看護教育においても、これらの新しいスキルの習得を支援するカリキュラムの導入が必要になることでしょう。

　しかし、どれほど技術が進歩しても、看護の本質は変わりません。患者との対話や観察を通じて得られる情報、看護師の専門的な判断や洞察は、今後も看護記録の中核を成すものです。**テクノロジーはあくまでも手段**なのです。

　今後予測される看護記録のあり方としては、より患者中心のアプローチが進むと思います。

　また、エビデンスに基づく看護実践(evidence-based nursing：EBN)の重要性が高まるなか、看護記録はケアの効果を評価し、新たなエビデンスを生み出すための貴重なデータソースとしての役割も担うことになるでしょう。

　大規模なデータ解析により、より効果的な看護介入方法の発見や、患者の特徴をふまえた看護計画の立案が可能になるかもしれません。本書で解説してきた看護記録の基本的な考え方や「整え方」は、こうした未来の変化にも対応できる基盤になると考えます。

＊

　看護記録は単なる業務の一部ではなく、看護の質を向上させ、患者の健康と幸福に貢献する重要なツールです。

私たち看護専門職は、常に患者のために最善を尽くすという使命を胸に、これからも看護記録の進化と向上に取り組んでいく必要があります。看護記録を見直すタイミングはさまざまありますが、そのタイミングが来たと感じた際には、ぜひ、本書をもう一度、手に取っていただければ幸いです。

（村岡修子）

索引

和文

▶あ

アウトカム志向 ································ 55
　　　　　————のクリティカルパス ············· 58
アウトカム評価 ······························ 57
アセスメント ······················ 7, 16, 112
　　　　　————テンプレート ················ 44

▶い

医療 DX 推進 ······························ 4
医療・看護の動向 ····················· 106, 108
医療安全 ·································· 90
医療系システムの進化 ····················· 108
医療事故 ·································· 16
医療者用パス ··························· 52, 60
医療紛争 ···························· 104, 116
インシデント ······························ 118
　　　　　————発生時の記録 ············ 106, 116
　　　　　————レポート ···················· 105
インフォームドコンセント ··················· 117

▶う

ウェアラブルデバイス ······················ 126

▶お

横断的なケアの質の評価 ···················· 35
オーバービュー ····················· 10, 25, 32
音声認識による看護記録の作成 ················ 5
温度表 ···································· 14

▶か

介入のタイミング設定 ······················ 23
学習の障壁となる要素 ······················ 44
カルテ開示 ························· 44, 104, 117
カルテレビュー ···························· 109
看護活動の計画 ···························· 8
看護の質の向上 ······················· 48, 90

看護管理者への教育 ······················· 106
看護業務基準 ··························· 16, 92
看護業務の管理に関する記録 ················· 15
看護業務の計画に関する記録 ················· 15
看護業務プロセス ·························· 4
看護記録基準 ················· 6, 12, 70, 80, 92
　　　　　————の改訂 ····················· 29
看護記録教育 ······························ 90
看護記録に関する指針 ················· 6, 12, 32
看護記録の課題 ···························· 6
看護記録の監査 ························· 70, 92
看護記録の構造 ···························· 6
看護記録の標準化 ························· 128
看護記録の法的側面 ······················· 15
看護記録の保存期間 ······················· 15
看護記録の様式 ···························· 22
看護ケア基準 ······························ 35
看護ケアの標準化 ························· 40
看護計画 ························· 8, 22, 35
　　　　　————に関する記録 ················ 14
看護計画の立案 ···························· 23
看護師が行うスクリーニング・アセスメント ········ 7
看護実践の妥当性 ························· 80
看護実践用語標準マスター ················· 21, 32
看護師の責任の範囲 ······················· 19
看護上の問題点 ···························· 8
看護診断 ·································· 29
看護の質向上 ······················· 67, 70, 108
監査項目の見なおし ······················· 78
監査のガイド ··························· 73, 84
監査面接 ······························ 80, 88
患者・家族教育テンプレート ················· 44
患者・家族トラブル ···················· 104, 116
患者安全の確保 ···························· 70
患者中心のアプローチ ····················· 128
患者の個人の記録 ························· 14
患者プロフィール（プロファイル） ··············· 7
患者用パス ··························· 52, 60
患者の特性に応じた看護 ···················· 8

▶ き

記載上の注意点 ·· 13, 18
記載漏れ ·· 72
基礎情報（データベース） ································ 22
業務改善 ·· 48
業務効率化 ·· 70
記録委員会 ·· 13, 30
記録監査の方法 ·· 98
記録スキルの向上 ·· 70
記録内容の二次使用 ·· 34
記録の簡素化 ·· 66
記録の効率化 ······················· 3, 28, 40, 56
記録の削減 ·· 56
記録の標準化 ·· 40
記録への苦手意識 ······································ 28, 90
記録量 ·· 56
記録リンクナース ·· 30

▶ く

クオリティインディケーター ························ 48
クリティカルパス ················ 5, 9, 35, 52, 92

▶ け

ケアの質向上 ·· 72
ケアの見なおし ·· 60
経営的視点 ·· 108
経過記録 ···························· 9, 14, 22, 66
計画立案 ·· 16
形式監査 ···································· 72, 98
——表 ·· 73
経時的な記録 ·· 16
継続看護 ·· 61
継続教育 ···································· 6, 90
継続的な教育

▶ こ

効率的な連携 ·· 40
個人情報保護 ·· 117

▶ さ

最新のエビデンス ·· 31
サマリー（要約） ···················· 10, 16, 22
参加型アプローチ ·· 111

▶ し

シームレスな医療の提供 ································ 95
自己監査 ·· 80
システム障害 ···························· 26, 123
施設基準 ·· 14
質監査 ···································· 80, 98
——表 ·· 80
疾患別ケア基準 ···························· 9, 38
実践記録 ·· 32
実践した看護の承認 ·· 80
指導内容の差異 ·· 40
情報共有の簡易化 ·· 56
情報提供 ·· 17
情報の正確性 ·· 56
叙述型記録 ························· 9, 22, 66, 96
事例検討 ·· 111
新人看護師への教育 ·· 92
心理的安全性 ·· 105
診療情報管理士 ·· 13
診療情報の提供等に関する指針 ·················· 117
診療に関する諸記録 ···························· 14, 22
診療報酬 ····························· 13, 58, 108
———改定 ·· 12
———の算定条件 ·· 22

▶ す

数値化できる構成 ·· 44
スクリーニング ···························· 7, 16
———————テンプレート ···················· 44

▶ せ

正確性の確保 ·· 18
専門看護師 ···························· 36, 106

▶そ

相互評価 …………………………………………… 111

▶た

代行記載 …………………………………………… 18
代替記録 …………………………………………… 123
他者監査 …………………………………………… 80
多職種チーム ……………………………………… 59
多職種との情報共有 ……………………………… 4
多職種への相談 …………………………………… 31

▶ち

地域包括ケアシステム …………………………… 95
地域連携クリティカルパス ……………………… 95
地域連携推進 ……………………………………… 127
チーム医療の実践 ………………………………… 52
チームや多職種が行うアセスメント ………… 7
中堅看護師への教育 ……………………………… 96
超高齢社会 ………………………………………… 29
長時間労働の是正 ………………………………… 3
帳票や諸記録の監査 ……………………………… 71

▶つ

通信機能つきバイタルサイン測定器 ………… 5
次のケアの担い手 ……………………………… 10, 112

▶て

データの構造化 …………………………………… 128
データ分析に基づく看護実践 ………………… 128
データベース（基礎情報）……………………… 22
適時な記録 ………………………………………… 16
適切な監査 ………………………………………… 6
転記による記録間違い ………………………… 5
電子カルテ ……………………… 32, 54, 66, 108, 126
　　　　──の改善 ………………………………… 4
　　　　──の導入 ………………………………… 4
　　　　──の標準化 ……………………………… 4
テンプレート ………………………………… 5, 40
　　　　──の質 …………………………………… 42

▶と

　　　　──分析 …………………………………… 48
統計への活用 ……………………………………… 40
統合的なアセスメントの視点 ………………… 92

▶に

入院診療計画書 ……………………………… 21, 61
認定看護師 …………………………………… 36, 106

▶は

パス分析 ……………………………… 57, 67, 102
働き方改革 ………………………………………… 3
バリアンス記録 …………………………… 57, 66
パンフレットの改訂 ……………………………… 48

▶ひ

ビッグデータ解析 ………………………………… 126
病院機能評価 ……………………………………… 109
標準化された用語集 ……………………………… 20
標準看護計画 ……………………………… 9, 28, 54
　　　　──マスター ……………………… 29, 30

▶ふ

ファシリテーター ………………………………… 111
フィードバック …………………………… 30, 85, 110
フォーカスチャーティング …………………… 9
フォーマットの作成 ……………………………… 37
不信感・疑念 ……………………………………… 117
不適切な看護用語 ………………………………… 21
プライバシー保護 ………………………………… 5
フロー型記録 ……………………………… 10, 22
プロブレム ………………………………………… 8
　　　　──立案 …………………………………… 16

▶へ

ベテラン看護師への教育 ……………………… 104

▶ほ

法的リスクの軽減 ………………………………… 72

法律 …………………………………………… 92, 104

▶ も

目標管理型標準計画 …………………………… 29, 34
モチベーションの維持・向上 ……………………… 80
問題解決型の標準看護計画 ……………………… 29

▶ よ

要約（サマリー）………………………………… 10, 22
予期せぬ事態 ……………………………………… 16
より安全な看護 …………………………………… 90
よりよい看護 ……………………………………… 90

▶ ら

ラダー別教育 ……………………………………… 90

▶ り

リーダー看護師への教育 ………………………… 100
リスク管理の強化 ………………………………… 70
略語 ………………………………………… 17, 21
臨床ガイドライン ………………………………… 31
倫理 ………………………………………… 92, 104
　——的配慮 ……………………………………… 118

▶ ろ

ローカルルール …………………………………… 13
ロードマップ ……………………………………… 30
ロールプレイ ………………………………… 104, 110

▶ わ

ワークショップ ……………………………… 96, 110, 112

欧文

▶ A

AI …………………………………………………… 126

▶ B

BOM マスター …………………………………… 21

▶ D

DPC/PDPS ………………………………… 58, 108
DPC データ ……………………………………… 36
DX ………………………………………………… 50

▶ H

HCbooks ………………………… 21, 29, 34, 36, 54

▶ I

IoT 機器 ………………………………………… 126

▶ J

JCI ……………………………………………… 79

▶ M

MEDIS マスター ………………………………… 32

▶ O

OJT 教育につなぐ ……………………………… 94

▶ P

PILE MAP ……………………………………… 7, 92

▶ Q

QI ………………………………………………… 48

▶ S

SOAP 記録 ……………………………… 9, 22, 96, 112
SOAP テンプレート ……………………………… 40

看護記録を整える

業務効率化にも、看護の質向上にも、地域連携にもつながる

2024年12月4日　第1版第1刷発行	執　筆	NTT東日本関東病院看護部記録委員会
	監　修	相馬　泰子
	編　集	村岡　修子
	発行者	鈴木　由佳子
	発行所	株式会社　照林社
		〒112-0002
		東京都文京区小石川2丁目3-23
		電話　03-3815-4921（編集）
		03-5689-7377（営業）
		https://www.shorinsha.co.jp/
	印刷所	共同印刷株式会社

●本書に掲載された著作物（記事・写真・イラスト等）の翻訳・複写・転載・データベースへの取り込み、および送信に関する許諾権は、照林社が保有します。

●本書の無断複写は、著作権法上の例外を除き禁じられています。本書を複写される場合は、事前に許諾を受けてください。また、本書をスキャンしてPDF化するなどの電子化は、私的使用に限り著作権法上認められていますが、代行業者等の第三者による電子データ化および書籍化は、いかなる場合も認められていません。

●万一、落丁・乱丁などの不良品がございましたら、「制作部」あてにお送りください。送料小社負担にて良品とお取り替えいたします（制作部☎0120-87-1174）。

検印省略（定価はカバーに表示してあります）
ISBN978-4-7965-2633-3
©NTT Higashinihon Kantobyoin Kangobu Kirokuiinkai/2024/Printed in Japan